Die Apfelessig-Kur

ECON Ratgeber

Zum Buch:

Apfelessig ist eines der bewährtesten Hausmittel aus Urgroßmutters Zeiten. Daß man mit Apfelessig Beschwerden wie Gelenkschmerzen, Haarausfall, Hautekzeme, Heiserkeit, Halsentzündungen, Magenschmerzen und viele andere mehr einfach und preiswert heilen kann, hat sich erst in jüngster Zeit herumgesprochen. Peter Grunert stellt in diesem Buch eine von ihm entwickelte Apfelessig-Kur vor. Die Frühjahrskur zur Entschlackung und Gewichtsreduktion und die Herbstkur zur Stärkung des Immunsystems.

Der Autor:

Peter Grunert hat sich durch zahlreiche Fachveröffentlichungen einen Namen gemacht. Seine größten Erfolge waren die Bücher »Teebaumöl« (ECON TB 3-612-20561-7) und »Apfelessig« (ECON TB 3-612-20584-6)

Peter Grunert

Die Apfelessig-Kur

Die Frühjahrskur
zur Entschlackung und Gewichtsreduzierung

Die Herbstkur
zur Stärkung des Immunsystems

ECON Taschenbuch Verlag

Veröffentlicht im ECON Taschenbuch Verlag

Der ECON Taschenbuch Verlag
ist ein Unternehmen der ECON & List Verlagsgesellschaft

Originalausgabe
2. Auflage 1997

© 1997 by ECON Verlag GmbH, Düsseldorf und München
Dieses Buch entstand durch Vermittlung der Script-Medienagentur, Grünwald
Umschlaggestaltung: Init GmbH, Bielefeld
Die Ratschläge in diesem Buch sind von Autor und Verlag sorgfältig erwogen und geprüft; dennoch kann eine Garantie nicht übernommen werden. Eine Haftung des Autors bzw. des Verlages und seiner Beauftragten für Personen-, Sach- und Vermögensschäden ist ausgeschlossen.
Lektorat: Heike Neumann
Gesetzt aus der Sabon, Linotype
Satz: Josefine Urban KompetenzCenter, Düsseldorf
Druck und Bindearbeiten: Ebner Ulm
Printed in Germany
ISBN 3-612-20591-9

Inhaltsverzeichnis

Vorwort

Unter den unzähligen positiven Reaktionen, die unser erstes Apfelessig-Buch (Peter Grunert, *Apfelessig. Heilung aus der Natur*) hervorrief, waren nicht wenige, die eine vorbeugende Apfelessig-Kur anregten, während das erste Apfelessig-Buch in erster Linie Selbsthilfe- sowie therapieunterstützende Maßnahmen mit Apfelessig für zahlreiche Krankheitsbilder empfiehlt.

Noch eine ›Diät‹?, wird man fragen. Es war höchste Zeit! Gibt es doch kaum noch ein Mittel, das zur Gewichtsreduzierung nicht angepriesen worden ist!

Unsere Apfelessig-Kur ist *keine Diät,* sondern ein *ganzheitliches* Programm, das neben einer alternativen Kostform und besseren Eßgewohnheiten um das Apfelessig-Grundgetränk eine ganze Reihe von flankierenden Apfelessig-Anwendungen zur Regulierung des Stoffwechsels, zweifellos Dreh- und Angelpunkt der Gesundheit, bietet.

Eigentlich sind es zwei Apfelessig-Kuren, die in diesem Buch vorgestellt werden: eine zweiwöchige Frühjahrskur, die nach dem Winter auf eine allgemeine Entsäuerung und Entschlackung des Organismus sowie auf eine Reduzierung vorhandenen Übergewichts hinarbeitet; und eine ebenfalls zweiwöchige Herbstkur, deren Schwerpunkt auf einer dauerhaften Stärkung der körpereigenen Abwehrkräfte liegt.

Wir sind weit entfernt von jenen gesundheitsgefährdenden Crash-Diäten, die in den Wochenzeitschriften wie Pilze aus dem Boden schießen und die eine Gewichtsreduzierung mit

Gewalt, das heißt ohne jegliche Rücksicht auf die Erfordernisse des Körpers, herbeiführen wollen. Man denke beispielsweise an die sogenannten Eiweiß-Diäten (etwa die ›Mayo-Diät‹ oder die ›Max-Planck-Diät‹), die einseitig und ohne dauerhafte Wirkung sind, die Nieren gefährden und den ohnehin bereits gestörten Stoffwechsel noch mehr durcheinanderbringen.

Die zur Zeit beliebten ›Formulardiäten‹, das sind fertige Diäten in Pulverform, führen auch zunächst zu einer gewissen Gewichtsreduzierung, indem der Körper Wasser verliert, ein merklicher Fettabbau erfolgt jedoch nicht.

Restriktive Abmagerungskuren haben allesamt den großen Nachteil, daß die Person dabei nicht lernt, ihr bislang falsches Ernährungsverhalten durch richtige bzw. bessere Eßgewohnheiten zu ersetzen, so daß die größte Mehrheit bereits wenige Wochen nach Beendigung der Crash-Diät ihr altes Gewicht wieder hat. Dadurch wird der oder die Betroffene noch mehr aus dem Gleichgewicht gebracht. Wenn die angepriesenen Diäten tatsächlich hielten, was sie versprechen, dann hätte sich die Zahl der Übergewichtigen drastisch verringert, was unseres Wissens nicht der Fall ist.

Unsere Apfelessig-Kur zielt hingegen auf Gesundung und vor allem auf Gesunderhaltung, und zwar durch Regulierung des Säure-Basen-Haushalts und des Stoffwechsels der Fette und Eiweiße. Dann ist Gewichtsreduzierung nur noch eine Formsache.

Statt einer rein restriktiven Ernährung empfehlen wir eine abwechslungsreiche, *zumutbare* Ernährung, die Eßvergnügen bereitet und gesund macht. Sie setzt allerdings eine Umstellung der bisherigen Ernährung auf eine milde, basenreiche Frisch- und Vollwertkost voraus, die den Körper wenig verstoffwechselt, d. h. möglichst wenig giftige Schlacken erzeugt.

Mit anderen Worten: weniger Fleisch, mehr Gemüse.

Unsere beiden Apfelessig-Bücher konkurrieren nicht miteinander, sondern ergänzen sich sinnvoll.

Apfelessig –
ein außergewöhnliches Lebensmittel

Apfelessig – ein außergewöhnliches Lebensmittel? Eindeutig ja. Ebenso wie Kohlgewächse, Knoblauch, Hefe, Weizenkeime und sogar Algen kann Apfelessig, dem sämtliche Inhaltsstoffe des Ausgangsprodukts Apfel zugute kommen, eine vorbeugende und therapieunterstützende Rolle in der Naturheilkunde übernehmen.

Es folgt eine Übersicht über die einzelnen Bestandteile des Apfels (mehr als 100 Inhaltsstoffe sind bereits identifiziert worden), damit der Leser sehen kann, wie die regelmäßige Aufnahme von Apfelessig das Geschehen in unserem Organismus beeinflussen kann.

Die nachstehenden Werte variieren zum Teil gegenüber anderweitig angegebenen Messungen. Diese Schwankungen sind größtenteils auf die zur Messung ausgesuchten Apfelsorten sowie auf den jeweiligen Zustand der Frische zurückzuführen.

Frischer Apfel besteht zu etwa 85 Prozent aus Wasser und hat einen Nährwert von ca. 231 kJ bzw. 55 kcal je 100 g Äpfel sind kohlenhydratreich (11 g), während der Anteil an Eiweißen mit 0,3 g und Fetten bzw. fettartigen Substanzen mit 0,4 g sehr gering ist. Ballaststoffe (vor allem Pektin) machen ihrerseits 2,3 g aus, ein für Obst relativ hoher Wert.

Die Kohlenhydratzufuhr setzt sich aus 5,9 g Fructose, 1,7 g Glucose, 2,6 g Saccharose und 0,6 g Stärke zusammen.

Ihre Wirkkraft erzielen Äpfel aber über ihre Zufuhr an

lebenswichtigen Vitaminen, Mineralstoffen, Spurenelementen und Bioaktivstoffen.

Vitamine:

Provitamin A (Beta-Carotin)	0,045 mg
Vitamin B_1 (Thiamin)	0,040 mg
Vitamin B_2 (Riboflavin)	0,035 mg
Nicotinamid	0,300 mg
Panthotensäure	0,110 mg
Vitamin B_6	0,050 mg
Folsäure	0,008 mg
Vitamin C (Ascorbinsäure)	12 mg
Vitamin E	0,500 mg
Vitamin H (Biotin)	0,100 mg

Mineralstoffe und Spurenelemente:
(0,5 g auf 100 g)

Kalium	144–200 mg
Magnesium	8–12 mg
Natrium	4 mg
Calcium	7 mg
Phosphor	2 mg
Chlor	2 mg
Zink	0,120 mg
Kupfer	0,100 mg
Eisen	0,480 mg
Mangan	0,065 mg
Fluorid	0,007 mg
Jod	0,002 mg
Selen	0,001 mg

außerdem Schwefel und Silizium

Sonstige Inhaltsstoffe:

Apfelsäure	0,5 g
Sorbit	0,5 g
Zitronensäure	0,02 g

außerdem Milchsäure, die Bioaktivstoffe Flavonide und Carotinoide sowie zahlreiche Aminosäuren, darunter schwefelhaltige, die das Vitamin A unterstützen und zur Bildung körpereigener Proteine beitragen, ohne die Leben nicht möglich wäre.

Mit einer derartigen ›Visitenkarte‹ empfiehlt sich Apfelessig bestens als Naturheilmittel zur Vorbeugung und Therapieunterstützung. Eine Apfel-Kur hat aber nur dann Sinn, wenn die über einen längeren Zeitraum erfolgende Einnahme von Apfelessig sowie die Apfelessig-Anwendungen durch eine gründliche Verhaltenskorrektur bzw. durch eine gesundheitsbewußte Lebensführung gestützt werden.

Es folgt eine kurze Zusammenfassung der verschiedenen Wirkeigenschaften von Apfelessig. Der Leser sei an unser im selben Verlag erschienenes Buch (Peter Grunert, *Apfelessig. Heilung aus der Natur*) verwiesen, wenn er Näheres über die einzelnen Krankheitsbilder, die für jedes Krankheitsbild möglichen Anwendungen mit Apfelessig und deren mögliche Wirkungen erfahren möchte. Das gilt ebenfalls für den Einsatz von Apfelessig als Hautpflegemittel. Der *therapieunterstützende* Einsatz von Apfelessig – und allen anderen Naturheilmitteln übrigens – kann Beschwerden oder den Verlauf einer Krankheit günstig beeinflussen, er sollte aber stets mit dem behandelnden Arzt oder Heilpraktiker abgesprochen werden.

◆ Apfelessig stärkt das körpereigene Abwehrsystem durch Stützung der einzelnen Schutzfunktionen des Organismus (Haut, Lymphe, Schleimhäute), Bildung von Antikörpern und Abwehrung der freien Radikale;

- beugt gegen Krebs und alle infektiösen Krankheiten vor;
- kurbelt den Stoffwechsel, vor allem den Hautstoffwechsel, an, fördert die Entgiftung und Entschlackung des Körpers über die Haut, beugt gegen Stoffwechselkrankheiten vor;
- fördert die Verdauung, hilft bei Durchfall und Verstopfung, trägt zur Darmsanierung bei;
- wirkt günstig auf das Herz und den Kreislauf: senkt Bluthochdruck und Cholesterinwerte, regt die Durchblutung an und stärkt die Gefäßwände;
- hat eine antiseptische Wirkung und hilft bei Hautproblemen;
- unterstützt den Fettabbau und beugt vorzeitigen Alterserscheinungen vor;
- hilft bei zahlreichen anderen Befindlichkeitsstörungen und Beschwerden: z. B. übermäßiges Schwitzen, Ohrenschmerzen, Hühneraugen, Insektenstiche, Mundgeruch usw.

Warum eine Apfelessig-Kur?

Ernährung – unser Schicksal
Der heutige Mensch ernährt sich ungesund: Er ißt nicht nur schlecht, sondern wegen des Überangebots auch zuviel. Einer jüngsten Untersuchung zufolge hat fast jeder zweite Bundesbürger Übergewicht. Der erste Ernährungsfehler: *Der Energiebedarf wird der körperlichen Belastung, also dem tatsächlichen Verbrauch nicht angepaßt.* In den modernen Industrienationen ißt der Mensch heutzutage ebensoviel wie zu den Zeiten, als er schwerste körperliche Arbeit verrichten mußte. Unsere Lebensart hat sich in den letzten vier Jahrzehnten erheblich verfeinert, trotzdem hat der Gehalt an konzentrierten Nahrungsmitteln (durch Anreicherung) im selben Zeitraum ständig zugenommen.
Der zweite Ernährungsfehler: *Wir essen uns krank, weil unsere Ernährung weitgehend denaturiert ist.* Unter ›denaturierter Ernährung‹ verstehen wir eine durch Raffinierung, chemische Konservierung oder auf ewige Haltbarkeit *manipulierte* Ernährung. Eine solche Ernährung enthält kaum noch Ballaststoffe, die für einen reibungslosen Verdauungsvorgang notwendig sind. Die Schlackenstoffe an den Darmschleimhäuten werden nicht sofort ausgeschieden, sie führen zur Fäulnisbildung und Giftstoffen, die wiederum von der Darmschleimhaut absorbiert und in das Blut geleitet werden. Die so wichtige Darmflora wird langsam, aber sicher zerstört.
Eine solche denaturierte Nahrung enthält aber kaum noch

13

natürliche Vitalstoffe. Dem Organismus fehlen dann Vitamine, vor allem aber Mineralstoffe, Spurenelemente und Aminosäuren – besonders die essentiellen Aminosäuren, die der Organismus nicht selbst bilden kann und die über die Nahrung zugeführt werden müssen. Diese Vitalstoffe sind zur Bildung von Enzymen und Fermenten, den Katalysatoren der Stoffwechselvorgänge im Körper, notwendig.

Der dritte Ernährungsfehler: *Unsere Ernährung ist zu einseitig, fett und eiweißreich.* Der Fleischverbrauch pro Kopf betrug 1890 12 kg, im Jahre 1980 schon 90 kg und 1988 103 kg! Der täglich Bedarf an Fetten und fettähnlichen Substanzen beträgt rund 40 g; der tatsächliche Verbrauch liegt aber um die 100 g. Die Diskrepanz ist noch größer bei Eiweißen. Diese Zahlen sprechen für sich. Der Organismus eines *gesunden* Menschen besteht aus 20 Prozent Säuren und 80 Prozent Basen. Die Zusammensetzung unserer Ernährung hat sich im Laufe der Jahrzehnte derart verändert, daß das Säure-Basen-Verhältnis heute genau umgekehrt ist und den Erfordernissen des Organismus nicht mehr genügt. Das hat zur Folge, daß unser Körper völlig *übersäuert* ist.

Woher kommt diese Übersäuerung? In erster Linie über die *Nahrung.* Bei der Verdauung von Eiweißen entsteht Säure, und zwar um so mehr, als das Nahrungsmittel wenig basische Mineralien (Kalzium, Magnesium, Kalium, Phosphate) enthält. Das gilt beispielsweise und vor allem für Fleischprodukte. Im Gegensatz zu pflanzlichen Proteinen transportieren tierische Eiweiße zusätzliche Fettstoffe. Außerdem erzeugen Süßspeisen, die berühmten ›leeren‹ Kohlenhydrate, paradoxerweise mehr Säure als manche saure Obstart bzw. säuerliche Früchte, die eher eine basische Reaktion hervorrufen.

Übersäuerung ist aber auch auf eine *falsche, ungesunde Lebensweise* zurückzuführen. Eine vorwiegend sitzende Tätigkeit und allgemeiner Bewegungsmangel hemmen die natürliche Ausleitung der Giftstoffe über die Haut. Außerdem erzeugt Überdruck von außen – unverarbeitete Konflikte, psychosozialer Streß, Ärger – nicht nur innere Spannungen, die vom Organismus nicht mehr ohne weiteres abgebaut werden können, sondern auch saure Reaktionen.

Übersäuerung hat verheerende Auswirkungen auf den Stoffwechsel und damit auf den gesundheitlichen Zustand: Sie schwächt das Abwehrsystem, verschlackt den Körper und ruft Stoffwechselkrankheiten hervor. Bei allen Krankheiten liegt bezeichnenderweise eine Übersäuerung vor. Allerdings ist das Zutagetreten der Krankheit der Schlußteil einer langen, sauren Kette.

Ernährung unser Schicksal

Der Stoffwechsel (Metabolismus) ist die Grundlage der Lebenserhaltung, da alle Lebensfunktionen auf ihm beruhen und zusammenbrechen, wenn er entgleist. Der Stoffwechsel umfaßt viele komplizierte biochemische Vorgänge im Organismus, unter anderen den Auf- und Abbau von Fetten und Eiweißen sowie die Umsetzung der Mineralstoffe und Spurenelemente.

Häufige Verdauungsstörungen (Blähungen, Durchfall, Verstopfungen) können, wenn außerdem eine Funktionsschwäche der Leber, Galle und Bauchspeicheldrüse vorliegt, Stoffwechselkrankheiten hervorrufen. Stoffwechselstörungen wirken sich auf sämtliche Organe und Gewebe aus. Wenn der durch das Überangebot überforderte Stoffwechsel die Giftstoffe nicht mehr über den Darm, die Nieren und die Haut ausscheiden kann, lagern sie zunächst im schwammartigen Bindegewebe, das auf diese Weise zur Mülldeponie des Körpers wird. Irgendwann aber läuft die Mülldeponie Bindegewebe über, und wenn keine Entschlackung und Entgiftung erfolgen, dann lagern sich die Schadstoffe als Salze in

den Gelenken, Kalk- und Blutfettsubstanzen an den Gefäß-
wänden, Fett lagert sich in der Leber ab, Gifte mischen sich
mit der Interzellularflüssigkeit, die Insulin produzierenden
Inselzellen in der Bauchspeicheldrüse arbeiten nicht mehr
usw.

Stoffwechselkrankheiten, die zu echten Volksseuchen geworden sind, sind Zivilisationskrankheiten und haben ihre
Ursachen in unserer ungesunden Ernährung und ›modernen‹ Lebensweise.

Bei Stoffwechselkrankheiten, die, wie nachstehend ersicht-
lich, eine breite Palette bilden, liegt immer ein gestörtes Säure-Basen-Verhältnis, also Übersäuerung, vor. Selbst bei
Krebserkrankungen vertreten Spezialisten immer häufiger
die Ansicht, daß die Krebszelle sich in einem ausgeglichenen
Säure-Basen-Verhältnis nicht entwickeln würde.

◆ Allergien und Hauterkrankungen: Immer mehr Menschen haben Hautprobleme (z. B. Ekzem, Dermatitis,
Gürtelrose, Schuppenflechte), die Reaktionen bzw. Ant-
worten des Organismus auf krankmachende Reize sind.
Zur Stoffwechselstörung kommen hier oft Abwehrschwäche und psychosozialer Streß bzw. seelische Bela-
stungen hinzu.

◆ Arthrose, Arthritis, Polyarthritis, Rheuma, Weichteil-
rheuma, Gicht: Sie treten meistens auf, wenn das Bindegewebe keine Säure mehr aufnehmen kann und die
Schadstoffe sich in den Gelenken als Salze bzw. Harnsäu-
rekristalle (Arthrose, Arthritis, Gicht) oder in den
Schleimbeuteln, Sehnen und Muskeln (Rheumaerkrankungen) ablagern, wo sie dann die Nerven belasten und
die Schmerzen verursachen. Mittlerweile ist fast jeder
Dritte an Rheuma bzw. an einem arthritischen Leiden
erkrankt.

◆ Herzinfarkt: Wird oft zu Recht als ›Säuretod‹ bezeichnet.
Alle Risikofaktoren (u. a. Nikotin, Kaffee, fette Ernäh-

rung, Streß, Ärger) erzeugen unaufhaltsam eine Ablagerung von sauren Schlacken in den Herzkranzgefäßen, die die Durchblutung und Sauerstoffversorgung im Herzmuskel immer schwieriger gestalten.

◆ Magengeschwüre: eine Übersäuerung des Magens – und manchmal die Veranlagung, auf psychosozialen Streß mit einem Geschwür zu reagieren – ist die Hauptursache der Geschwürbildung.

◆ Mund- und Körpergeruch: Wenn nicht mangelhafte Hygiene vorliegt, ist Mund- bzw. Körpergeruch eindeutig das Zeichen einer chronischen Übersäuerung im Körper.

◆ Diabetes: Beim sogenannten ›alimentären‹ Diabetes ist offenbar eine langjährige Überforderung der Bauchspeicheldrüse durch Übersäuerung die Ursache, so daß die Insulinproduktion zunehmend nachläßt.

◆ Leberschwäche: Das Organ Leber, das für die Entsorgung der Giftstoffe aus den Stoffwechselvorgängen zuständig ist, ist zur Neutralisierung auf Basen angewiesen, die ihm der Magen normalerweise liefert. Wenn der Magen aber selber zuviel Säure produziert, kann er immer weniger Basen abgeben.

◆ Verdauungsbeschwerden, Verstopfung: Verdauungsbeschwerden entstehen spätestens beim Eintritt des Speisebreis in den Zwölffingerdarm, wenn dieser den sauren Speisebrei mit basischen Säften aus der Leber, der Galle und der Bauchspeicheldrüse nicht neutralisieren kann. Zwölffingerdarmgeschwür, chronische Verstopfung, Zerstörung der Darmflora, Aufnahme der giftigen Abfallstoffe in das Blut sind meistens die Folgen.

Die allmähliche Abschaltung des Abwehrsystems
Im Körper ist jedes Organ, jedes Gewebe, jede Zelle an ein kompliziertes Netz angeschlossen, das bei der geringsten Störung einen Mechanismus in Gang setzen kann. Eine

ungesunde und zum Teil unnatürliche Lebensweise führt im Laufe der Jahre zu einer Schwächung der körpereigenen Abwehrmechanismen: vor allem betroffen sind Haut, Schleimhäute und Lymphe (Immunschwäche ist nämlich nur selten angeboren.). Hierzu gehören unter anderem falsche Ernährung, Alkohol- und Tabakmißbrauch, mangelnde Bewegung in frischer Luft, Mißverhältnis zwischen Anspannung und Entspannung und psychosozialer Streß.

Die Haut zum Beispiel vermag ihre Schutzfunktion kaum noch zu erfüllen: Chemische Hautpflegemittel, zu dichte Kleidung aus Kunstfasern, ungenügende Anpassung an die Temperaturen, gestörter Hautstoffwechsel, Unterversorgung der Haut mit Vitaminen und Mineralien, Zerstörung des Säuremantels durch Chemikalien und Umweltgifte führen dazu, daß Krankheitserreger, Pilze und Giftstoffe zunehmend leichter in den Körper einströmen können.

Die Abwehr im Bereich der Zellen läßt ebenfalls nach; das liegt zum Teil daran, daß die natürlichen Abwehrkräfte durch den immer häufigeren Einsatz von Medikamenten, vor allem Antibiotika, immer weniger trainiert werden und im Kampf gegen Krankheitskeime immer öfter unterlegen sind. Chronische Krankheiten sind eine der Folgen. Diese Widerstandslosigkeit gilt in zunehmendem Maß in bezug auf die freien Radikale, die für die Schädigung des Zellkerns verantwortlich sind und Krebs auslösen können.

Eine Stärkung des körpereigenen Abwehrsystems setzt nicht nur eine Umkehr in der Lebensweise (Nahrungsumstellung, Verzicht auf Genußmittel, mehr körperliche Betätigung, ausreichend Schlaf), eine Art Verhaltenskorrektur, voraus, sondern auch eine veränderte Einstellung. Man sollte seine Erwartungen und Ziele überdenken und damit mögliche Quellen von Streß und Konflikten beseitigen, mit anderen Worten: Hektik durch Optimismus, Harmonie und Gelassenheit ersetzen.

Die Folgen starken Übergewichts

Wir sagten bereits, daß jeder zweite Übergewicht (ab 10 Prozent über dem Normalgewicht) hat. Übergewicht wirkt sich in erster Linie schädlich auf den Bewegungs- bzw. Stützapparat aus: Die Mehrbelastung der Gelenke, vor allem in der unteren Körperhälfte, beschleunigt die natürlichen Abnutzungserscheinungen, so daß immer mehr jüngere Leute unter Arthrose und anderen Rheumaerkrankungen zu leiden haben.

Mit zunehmendem Übergewicht wächst auch das Risiko erheblich, an einer koronaren Herzkrankheit (Angina pectoris, Herzinfarkt) zu sterben, und zwar um 60 Prozent! Übergewicht gilt außerdem als Risikofaktor für einige Krebskrankheiten, vor allem bei Darmkrebs. Die Statistiken lassen erkennen, daß 30 Prozent mehr Übergewichtige an den Folgen einer Lebererkrankung oder des Diabetes mellitus sterben. Übergewichtige sterben doppelt so oft bei Operationen wie Patienten mit Normalgewicht.

Eine Gewichtsreduzierung, die auf jeden Fall anstrebenswert ist, hat übrigens unter anderen Vorteilen auch den, daß die im Fettgewebe lagernden Giftstoffe beim Fettabbau ausgeschieden werden. Das große Entsorgungsorgan Leber, aber auch die ›Ausleiter‹ Nieren und Haut werden entlastet.

Daß die Reduzierung der Nahrungsaufnahme – insbesondere bei starkem Übergewicht – sich lebensverlängernd auswirkt, zeigen indes sensationelle Ergebnisse aus der Tierforschung: Tieren, denen man nur 60 Prozent der Futtermenge gab, wiesen eine drei- bis siebenfach höhere Überlebensrate auf!

Die vorstehenden Ausführungen dürften unsere eingangs gestellte Frage ›Warum eine Apfelessig-Kur?‹ bereits beantwortet haben.

Eine Apfelessig-Kur sollte folgende Ziele verfolgen: Regulierung des Säure-Basen-Haushalts und damit des Stoffwechsels, Entlastung der Organe, Stärkung der körpereigenen Abwehrmechanismen, Reduzierung vorhandenen Übergewichts, Anregung des Kreislaufs.

Es gilt vordergründig, dem Säureüberschuß im Organismus entgegenzuwirken, und zwar mit einer vorwiegend basischen, d. h. weniger eiweißreichen Kost, um die überschüssige Säure zu binden und auszuschwemmen. Aufgrund seiner vielfältigen Wirkeigenschaften kann Apfelessig – als Grundgetränk, Gewürz oder in äußerer Anwendung – eine entscheidende Umkehr im inneren Geschehen katalysieren, und zwar innerhalb eines umfangreichen Programms (siehe hierzu Kapitel 5 ›Worauf baut die Apfelessig-Kur auf‹?).

Die Anwendungsformen von Apfelessig bei der Kur

Apfelessig gehört zweifellos zu den Naturheilmitteln mit den vielfältigsten Anwendungsformen und -gebieten. Im Rahmen dieser Schrift möchten wir jedoch nur die Anwendungsformen von Apfelessig darstellen, die unsere bei diesen Kuren verfolgten Ziele fördern können: Stärkung der Abwehrkräfte, Entschlackung und allgemeine Regeneration des Körpers durch Versorgung mit wichtigen Vitaminen und Mineralstoffen, Abbau des Übergewichts. Der Leser sei daher an unsere umfassende Darstellung (Peter Grunert, *Apfelessig – Heilung aus der Natur*) verwiesen, deren Schwerpunkt auf Selbsthilfemaßnahmen bei Erkrankungen und Befindlichkeitsstörungen liegt. Dort findet er Anwendungen wie Wickel, Auflagen, Kompressen und Essigstrümpfe vor, die bei den unterschiedlichsten Krankheitsbildern gute Erfolge gezeigt haben.

1. Das Grundgetränk

Ein Apfelessig-Getränk, bestehend aus 2 Teelöffeln Apfelessig in einem Glas handwarmem Wasser, hat sich, über einen *längeren* Zeitraum getrunken, vielfach bewährt und zweifellos den Allgemeinwohlstand verbessert. Es versteht sich von selbst, daß nur bei einer *regelmäßigen* Einnahme spürbare Erfolge erzielt werden können.
Dieses Basisgetränk läßt sich mit einem Schuß Saft abwan-

deln. Die Säfte von Schwarzrettich, roter Bete und Holunder sind beispielsweise richtige Tausendsassa und stützen nahezu alle organischen Funktionen. Auch andere Obst- und Gemüsesäfte (Aprikose, Brombeere, Pfirsich, Artischocke usw.) begünstigen vorteilhaft das innere Geschehen.

Speziell für unsere beiden Kuren haben wir Apfelessig jedoch mit *Honig* und *Knoblauch*saft kombiniert, um die Wirkkraft von Apfelessig vorteilhaft zu ergänzen und sogar zu verstärken, zumal alle drei hervorragend miteinander harmonieren. Im nächsten Kapitel findet der Leser eine Zusammenfassung der Wirkeigenschaften dieser beiden seit alters her beliebten Naturheilmittel.

Für die Frühjahrskur haben wir eine Zweierkombination, also drei Grundgetränke, vorgesehen, die jeweils morgens, mittags und abends, möglichst zu regelmäßigen Zeiten getrunken werden sollte. Was die Herbstkur betrifft, haben wir uns für eine Dreierkombination entschieden, die Sie für die Dauer der Kur selber vorbereiten können. Näheres über die Zusammensetzung und Herstellung dieser Grundgetränke erfahren Sie im einführenden Teil der jeweiligen Kur (s. S. 58 und 94).

Warum *Grund*getränk? Das Apfelessiggetränk, über einen längeren Zeitraum eingenommen, beeinflußt den Gesundheitszustand zweifellos positiv, bedarf aber flankierender Maßnahmen (gesundheitsbewußte Lebensweise, das heißt unter anderem natürliche Nahrung, ausreichende Bewegung, gesunder Schlaf), um eine tiefgreifende Gesundung oder Gesunderhaltung zu erzielen.

Die verstärkte Aufnahme von Gemüse oder Obst mit Heilkräften ist *nur dann* sinnvoll, wenn sie nach oder im Zusammenhang mit einer konsequenten Umkehr in der Lebensweise erfolgt; mit anderen Worten: als *Bestandteil eines Gesamtpakets.* Das gilt auch für Apfelessig. Die regelmäßige Einnahme von Apfelessig kann auf keinen Fall als *Freibrief* für einen ungesunden Lebenswandel angesehen werden! Wir haben hierüber Grundsätzliches im Kapitel ›Warum eine Apfelessig-Kur? geäußert.

2. Die Wasseranwendungen

Die Behandlung mit Wasser ist ein sehr altes, bereits bei den Griechen angewandtes Heilverfahren, das im vorigen Jahrhundert durch Prießnitz und vor allem Pfarrer Kneipp eine echte Renaissance erlebt hat. Inzwischen ist die Wasserheilkunde zu einem nicht mehr wegzudenkenden Stützpfeiler der modernen Medizin geworden. Jeder kann zu Hause hydrotherapeutische Selbstmaßnahmen durchführen und somit die wohltuende, abhärtende, stoffwechselfördernde Wirkung des Wassers aufnehmen.

Dabei gründet die Wirkkraft der Wasserbehandlung nicht etwa in den Bestandteilen des Wassers, sondern in dem Temperaturunterschied zwischen Wasser und Körper. Besteht kein Unterschied, beträgt also die Wassertemperatur 37 Grad, dann bleibt die Wirkung, bis auf eine spürbare Belebung und Entspannung, weitgehend aus. Vor allem kalte Wasseranwendungen regen den Hautstoffwechsel an, wirken entschlackend und stärken den Säuremantel der Haut. Heiße Bäder beugen ihrerseits Infektionskrankheiten vor, indem viele Krankheitserreger abgetötet werden.

Jeder soll die Wassertemperatur in bezug auf Hitzeverträglichkeit und Kälteüberempfindlichkeit wählen. Wer ein chronisches Leiden hat bzw. in ärztlicher Behandlung steht, sollte seinen Arzt oder Heilpraktiker über die verschiedenen Anwendungen und ihre Häufigkeit unterrichten, um zu vermeiden, daß die jeweiligen Wirkeigenschaften der Wasseranwendung vorhandene Beschwerden noch verstärken. Kaltes Wasser ist beispielsweise nicht angezeigt bei einer Blasen- oder einer Nierenerkrankung.

Als natürliches Mittel kann *Apfelessig* vorteilhaft zum

Hautschutz eingesetzt werden, zumal sein pH-Wert mit dem der Haut vergleichbar ist. Jüngste Forschungen lassen erkennen, daß bestimmte Vitamine und Mineralien den durch Umweltgifte, stark alkalische Reinigungsmittel usw. beschädigten natürlichen Hautschutzfilm zu erneuern bzw. zu stärken helfen. Zu ihnen gehören die Vitamine A, D, E und Beta-Carotin sowie der Mineralstoff Selen, die allesamt wichtige Bestandteile des Apfels sind.

Bei einem beschädigten Säuremantel kann die Haut ihre schützende Funktion nicht mehr wahrnehmen und öffnet den Krankheitskeimen Tür und Tor. Bei Menschen mit empfindlicher Haut ist der Hautschutzfilm sehr dünn und wird bei häufigem Waschen und Baden zunehmend ausgelaugt.

Je nach Bedarf werden dem Badewasser jeweils einige Löffel, 1/2 Tasse oder eine Tasse Apfelessig beigemengt oder eine 50prozentige Essiglösung hergestellt. Eine verstärkte Wirkung erzielt man, wenn dem Apfelessig-Bad bestimmte Kräuter in Form eines Aufgusses beigemengt werden. Im Rahmen unserer Kur möchten wir diejenigen Heilpflanzen benennen, deren Wirkkräfte unsere Hauptziele (Entschlakkung des Organismus, Abhärtung, Stärkung des Immunsystems, Gesunderhaltung) fördern. (Der Leser, der Heilpflanzen gezielt bei bestimmten Krankheitsbildern oder Befindlichkeitsstörungen anwenden möchte, sei auf unser Buch *Apfelessig – Heilung aus der Natur,* Seite 23, verwiesen.):

belebend: Rose, Salbei, Pfefferminze

bindegewebekräftigend: Zinnkraut

durchblutungsfördernd: Kiefernnadeln, Rosmarin

entschlackend: Birkenrinde

entzündungshemmend: Lavendel, Johanniskraut, Ringelblume, Thymian

geweberegenerierend: Beinwell, Johanniskraut, Teufelskralle

keimtötend: Kamille, Kiefernnadel, Lavendel, Schafgarbe, Salbei, Thymian

stoffwechselfördernd: Tausendgüldenkraut
tonisierend: Basilikum, Zitronenmelisse

In Verbindung mit Apfelessig seien folgende Wasseranwendungen angeregt:

Warme Vollbäder: Gerade im Herbst und Frühjahr, wo Ermüdungserscheinungen besonders auftreten, kann ein Vollbad nicht nur belebend und entspannend wirken, sondern auch den Kreislauf fördern und Erkältungskrankheiten vorbeugen. Wir empfehlen ein Vollbad wöchentlich, dem eine Tasse Apfelessig beigemengt werden sollte – am besten in Verbindung mit einer Heilpflanze (als Aufguß). Bei Ermüdungserscheinungen eignen sich Rosmarin, bei Verspannungen Melisse und bei Erkältung Eukalyptus. – Es ist darauf zu achten, daß die Wassertemperatur knapp unter der Körpertemperatur liegt und daß das Bad nicht länger als 20 Minuten dauert. Außerdem sollte die Raumtemperatur angenehm sein, sonst besteht die Gefahr, daß man sich erkältet.

Überwärmungsbäder oder **Schlenzbäder:** Es handelt sich um ein durch allmähliches Nachgießen von Heißwasser – von etwa 37 bis 42 Grad – ansteigendes Vollbad, bei dem der gesamte Körper, mit Ausnahme von Mund und Nase, eingetaucht sein soll. Der ›Einsteiger‹ sollte am Anfang nicht länger als eine halbe Stunde im Wasser bleiben. Ein Schlenzbad, das möglichst unter Aufsicht zu nehmen ist, kann mit einer kühlen Waschung und anschließender Bettruhe zum Nachschwitzen (1 Stunde) abgeschlossen oder – bei längerer Erfahrung – mit einem halbstündigen Vollbad um 36 Grad fortgesetzt werden. Die starke Schweißbildung während des Bades und beim Nachschwitzen kurbelt die Ausleitung der Schlacken- und Giftstoffe durch die Haut an und härtet bei Abwehrschwäche und Erkältungskrankheiten ab. Dieselbe Apfelessig-Menge wie im normalen Vollbad ist angezeigt – auch in Verbindung mit Heilpflanzen.

Ansteigende Fußbäder: Sie beruhen ähnlich wie die Schlenzbäder auf dem Überwärmungsprinzip und erzielen bei kalten Füßen und Erkältungskrankheiten eine schweißtreibende und wohltuende Wirkung. Sie tragen außerdem zur allgemeinen Abwehrstärke bei. Die Anfangstemperatur des mit $1/2$ Tasse Apfelessig vermengten Badewassers sollte knapp unter der Körpertemperatur liegen – es sei denn, die Füße sind besonders kalt: In diesem Fall ist bei etwa 30 Grad anzusetzen. Heißes Wasser wird allmählich nachgegossen, bis eine Temperatur von 41 Grad erreicht wird, die dann nicht länger als 10 Minuten gehalten werden sollte. Es ist auch zu beachten, daß die Hitzeverträglichkeit von Mensch zu Mensch unterschiedlich ist. Aufsteigende Fußbäder eignen sich nicht für Personen mit starken Krampfadern, Phlebitis und Durchblutungsstörungen, wie alle Anwendungen mit heißem Wasser übrigens.

Sitzbäder: Sie können in der Badewanne oder in speziell für Sitzbäder entwickelten Wannen genommen werden. Allgemein begünstigt das Sitzbad die Ausleitung über den Darm und fördert die Durchblutung im Bauchbereich. Gerade bei Sitzbädern ist es besonders wichtig, die richtige Wassertemperatur zu wählen. Wir empfehlen lauwarme bis warme Sitzbäder um 37–38 Grad. Wer zu Entzündungen der Harnwege und der Nieren neigt, sollte von kalten Sitzbädern absehen. Kalte Sitzbäder wiederum sind bei Hämorrhoiden, Verstopfung und Blähungen empfohlen; dabei muß der Körper vorher richtig durchwärmt sein. Ein ansteigendes Sitzbad ist auch möglich, indem heißes Wasser bis 40 Grad nachgegossen wird; anschließend sollte man aber eine kühle Waschung vornehmen und wohl einpackt im Bett nachschwitzen. – Wie bei Teilbädern beträgt die optimale Apfelessig-Menge $1/2$ Tasse. Ein Aufguß aus Salbei, Kamille oder ein Absud aus Birkenrinde unterstützen die Wirkung des Apfelessigs bei der Darmsanierung günstig.

Wassertreten: In der Badewanne mit knöchelhohem kühlem

Wasser ($^{1}/_{2}$ Tasse Apfelessig) wird rund 2 Minuten ge-stampft, bis eine gute Durchwärmung der Füße spürbar ist. Dabei müssen Sie den Fuß immer ganz aus dem Wasser heben. Legen Sie sich unbedingt eine Matte in die Wanne, damit Sie nicht ausrutschen! Diese von Pfarrer Kneipp ent-wickelte Methode eignet sich hervorragend zur allgemeinen Abhärtung.

3. Die altbewährten Hausmittel

Abklatschungen: ein Waschlappen oder ein kleines Hand-tuch wird in Apfelessig-Wasser (Mischverhältnis 1 zu 1) getränkt und von den Extremitäten bis zum Herzen gegen die einzelnen Körperteile kräftig geklatscht, bis sich die Haut gleichmäßig rosa färbt. Für die so wichtige Rücken-partie ist eine zweite Person allerdings erforderlich. Jeder kann die Anwendungshäufigkeit selber bestimmen; eine Abklatschbehandlung jeden zweiten Tag, mit Ganzkörper-waschungen abwechselnd, ist aber vor allem zu empfehlen, wenn man unter Verspannungen, Verkrampfungen und Durchblutungsstörungen leidet. Die Muskeln werden ge-lockert, die Haut belebt, der Kreislauf gekräftigt. Auch im Anschluß an ein Saunabad sind Abklatschungen sinnvoll.

Abreibungen: Ein Körperteil oder der ganze Körper wird in ein mit Essigwasser (Mischverhältnis 1 zu 1) getränktes Tuch eingehüllt und sofort von einer Hilfsperson mit beiden Händen kräftig abgerieben. Es ist wichtig, daß das Tuch fest auf der Haut bleibt. Bei einer Ganzkörperabreibung, die nicht länger als 8 Minuten dauern sollte, wird von den Ex-tremitäten bis zum Rumpf hin abgerieben. Anschließend reibt man mit einem trockenen Tuch nach und läßt die be-handelte Person im Bett wohl eingepackt etwa eine Stunde lang nachschwitzen. Ganzkörperabreibungen wirken äu-ßerst intensiv auf Kreislauf, Hautstoffwechsel und Atmung und tragen zur allgemeinen Abhärtung bei. Sie sind allerdings zeitaufwendiger als Abklatschungen und Waschungen und sollten deshalb in aller Ruhe, zum Beispiel am Wochenende, durchgeführt werden.

Ganzkörperwaschungen: Mit einem Naturschwamm oder einem Waschlappen werden die einzelnen Körperteile mit Apfelessig-Wasser (Mischverhältnis 1 zu 1) oder unverdünntem Apfelessig in großen Kreisen oder breiten Strichen immer herzwärts abgewaschen. Es ist darauf zu achten, daß der Waschlappen bzw. der Schwamm nicht abtropft. Ganzkörperwaschungen, die nicht länger als eine Viertelstunde dauern sollten, können während der zweiwöchigen Kurzeit durchaus jeden zweiten Morgen, am besten gleich nach dem Aufstehen oder nach dem Frühstück, durchgeführt werden. Ähnlich wie Abklatschungen wirken sie durchblutungsfördernd, doch stärken sie vor allem den Hautsäuremantel und regen die Ausscheidung der Toxine (d. h. der Schlacken- und Giftstoffe) durch die Haut an. Um eine optimale Wirkung zu erzielen, sollte der Rücken auch hier möglichst von einer Hilfsperson behandelt werden.

Massagen mit Apfelessig haben eine noch größere Wirkung als Waschungen und sorgen außerdem für eine verbesserte Sättigung des Gewebes mit Sauerstoff. Wenn Sie zum erstenmal massieren, werden Ihre Bewegungen möglicherweise etwas ungeschickt sein. Die Technik ist zunächst jedoch zweitrangig. Auf das Einfühlen und einen fließenden Rhythmus kommt es viel mehr an. Mit etwas Erfahrung werden Sie die einzelnen Massagegriffe bald beherrschen. Selbstmassage hat gegenüber einer Fremdmassage den großen Vorteil, daß man den unterschiedlichen Fingerdruck auf das Gewebe selbst bestimmen und somit gefühlvoller, schonender und letztendlich wirksamer behandeln kann. Selbstmassage bietet die Möglichkeit, den eigenen Körper in seiner Gesamtheit wahrzunehmen und die einzelnen Energiezentren zu entdecken. Eine Massage darf nicht schmerzen, gewaltsame Massagegriffe können nämlich bei einem stark verkrampften oder gar verletzten Gewebe mehr Schäden anrichten. Es sei daher empfohlen, mit leichten, die Körperpartie erwärmenden Rundstreichbewegungen zu beginnen. Sodann kann man allmählich zu kräftigeren Massagegriffen übergehen wie Kneten, Zupfen, Pressen und schließlich, wenn das Gewebe inzwischen genügend gelockert ist, Hakken und Trommeln.

Nicht vergessen! Der Massage der Füße wird häufig kaum Beachtung geschenkt. Diese Körperregion – genauso wie der Rücken – wird von Nervengeflechten und Energiezentren durchzogen, die auf den gesamten Körper ausstrahlen und ein allgemein wohltuendes Gefühl hervorrufen.

Es sollte mit unverdünntem Apfelessig massiert werden.

4. Die kosmetischen Maßnahmen

Im Zwischenkapitel ›Wasseranwendungen‹ sagten wir bereits, daß für den Hautschutz wichtige Vitamine und Mineralien in Apfelessig reichlich enthalten sind. Viele machen allerdings den Fehler, Kosmetik mit ästhetischem Aussehen zu verwechseln. Kosmetik ist für uns vordergründig aktive Körper- und Hautpflege, Voraussetzung für das allgemeine Wohlbefinden. Wir sind aber der Ansicht, daß Hautpflege nur dann effektiv sein kann, wenn sie auch und vor allem von innen her erfolgt: Hautpflege muß nämlich *ganzheitlich* stattfinden und die Grundsätze einer gesunden Lebensweise miteinbeziehen (natürliche Ernährung, vernünftiges Verhältnis zwischen Anspannung und Entspannung, Selbstwertgefühl; siehe nächstes Kapitel ›Worauf baut unsere Kur auf?‹).

Es ist wichtig, daß Sie Ihren Hautgrundtyp (normale, trokkene, fettige Haut) kennen, auch wenn dieser saisonbedingt (im Winter ist die Haut trockener als im Sommer) leicht variieren kann. Für alle Hauttypen empfehlen sich die oben vorgestellten Apfelessig-Anwendungen: Ganzkörperwaschungen, Abklatschungen, Massagen, Vollbäder und natürlich das Grundgetränk mit entsprechenden Zusätzen. Wenden wir uns zunächst den Hautproblemfällen zu.

Fettige Haut ist in erster Linie auf eine überdurchschnittliche Talgabsonderung zurückzuführen, für die es unterschiedliche Ursachen gibt: zu fett- und eiweißreiche Ernährung, hormonelle Veränderungen während der Pubertät, übermäßiger Alkoholkonsum usw. Fettige Haut ist meistens unrein, da die durch vermehrte Talgabsonderung erweiterten Poren einen hervorragenden Nährboden für Bakterien bieten. Neben einer grundlegenden Umstellung der Ernährung auf eine milde, fleischarme Frisch- und Vollwertkost (viel Gemüse – Kartoffeln, Gurken, Tomaten, Kohl –, auch als Saft) empfehlen sich alle entfettenden Maßnahmen. Aufgrund seiner Inhaltsstoffe, Schwefel (der die Talgabsonderung drosselt) und Zink (wirkt entzündungshemmend, lindert den Juckreiz und desinfiziert), kann der Apfelessig den Zustand der Haut günstig beeinflussen und den Hautstoffwechsel regulieren. Verschiedene Heilpflanzen wie Zinnkraut, Spitzwegerich, Huflattich und Gänseblümchen können die Wirkung von Apfelessig vorteilhaft unterstützen, am besten als Aufguß, der einem Vollbad beigemengt wird: je 1 Tasse Apfelessig und Kräuteraufguß.

Trockene Haut zeichnet sich durch einen überdurchschnittlichen Fett- und Feuchtigkeitsentzug aus, der den sauren Schutzmantel der Haut allmählich beeinträchtigt und die Bildung von Hautschuppen verursacht. Trockene Haut, die viel schneller Fältchen bildet und ein gespanntes Gefühl erzeugt, betrifft vornehmlich Frauen in den Wechseljahren, ältere Menschen durch die stark verminderte Talgabsonderungen, Leute, die zu häufig mit stark entfettenden Seifen duschen und baden. Ganzkörperwaschungen und -massagen mit Apfelessig können den zerstörten Hautschutzfilm erneuern und stärken und somit dem Feuchtigkeitsentzug aus der Haut entgegenwirken. Mit der Zeit wird die Haut glatt und geschmeidig, vorausgesetzt allerdings, daß Sie Seifen meiden und mit alkalischen Reinigungsmitteln nicht in Berührung kommen. Männer sollten ihrerseits auf alkoholhaltige Gesichtswasser verzichten. – Apfelessig sollte am besten in Verbindung mit Ringelblumen, Hamamelis oder Melisse verwendet werden, die bekanntlich der Haut Fettstoffe zuführen. Bei besonders schuppigen Hautstellen empfehlen wir folgende ›Apfelpackung mit Apfelessig‹:

1   kg säuerliche Äpfel
2–3 EL Apfelessig
1   EL Stärkemehl

Äpfel pürieren, mit Apfelessig und Stärkemehl gut verrühren, auf die besonders trockenen und schuppigen Hautstellen auftragen und 30 Minuten einwirken lassen. Dann mit lauwarmem Wasser abwaschen und vorsichtig trocknen. Das Pektin steigert die Feuchtigkeitsaufnahme durch die Haut, regt die Durchblutung an und strafft die Haut.

Wer eine ›normale‹ Haut hat, soll aber nicht glauben, daß er sie nicht zu pflegen braucht. Die ab etwa 30 einsetzenden Alterungsvorgänge sind von einer zunehmend reduzierten Talgproduktion begleitet. Wenn keine regelmäßigen rückfettenden Maßnahmen, vor allem nach dem Baden oder Duschen, erfolgen, altert die Haut um so schneller, verliert ihre Spannkraft. Alle Apfelessig-Anwendungen haben sich bewährt und bestätigt, daß Apfelessig schon deshalb belebend und erfrischend wirkt, weil er den pH-Wert der Haut reguliert, die Durchblutung im Hautgewebe fördert und letzteres durch die Zufuhr wichtiger Mineralstoffe regeneriert.

Gesichtspflege

Das Gesicht bedarf einer besonderen Pflege! Das Gesicht ist zweifellos der Körperteil, der den Umwelteinflüssen am meisten ausgesetzt wird. Die Gesichtshaut muß nicht nur gereinigt und geschützt, sondern auch richtig ernährt werden – wie jedes andere Organ übrigens. Mit der Reinigung sollen die Unreinheiten entfernt werden, die sich auf der Haut abgelagert haben, aber auch die Stoffwechselschlakken, die abgestorbenen Oberhautzellen sowie, bei Frauen, Make-up und Puder. Der Markt bietet eine ganze Palette von Reinigungsmitteln, darunter Feinseife, Reinigungscreme und -milch, Gesichtswasser und Gesichtspeelings. Reinigungsmilch ist besonders mild und gefährdet auf keinen Fall den Hautschutzfilm. Auch in diesem Buch möchten wir eine leicht herzustellende Reinigungscreme erneut empfehlen, zu deren Bestandteilen auch Apfelessig gehört:

Zutaten: 1 EL unverdünnter Apfelessig, 4 EL Distelöl, 1 Eigelb + Zusatz (bei fetter Haut: 4 Scheiben Gurken; bei unreiner Haut: 4 EL Mandelkleie; bei trockener Haut: Avocado, 3 EL Fruchtfleisch; für jeden Hauttyp: Ananas, 3 EL Fruchtfleisch).

Mit einem Pürierstab das Eigelb schaumig schlagen und den Apfelessig vorsichtig unterrühren, das Öl tropfenweise dazugeben. Dann den Zusatz pürieren und das Ganze richtig miteinander vermengen. Die Creme auf das Gesicht auftragen, einwirken lassen und mit Wasser abspülen.

Eine gute reinigende Wirkung haben außerdem *Kopf- und Gesichtsdampfbäder* mit Apfelessig-Wasser (Mischverhältnis 1 zu 1), die nebenbei die Durchblutung der Gesichtshaut anregen. Bei Problemhaut empfiehlt es sich, eine Tasse Kamille-, Salbei- oder Lindenblütenaufguß dem Essigwasser beizumengen.

Mund- und Zahnpflege – ein Muß

Zu einer intensiven Mund- und Zahnhygiene kann nicht genügend geraten werden. Hierbei kann Apfelessig eine vielfältige Rolle übernehmen.

Nicht selten ist Mundgeruch nämlich auf eine mangelhafte Mund- und Zahnhygiene zurückzuführen. Eine regelmäßige *Mundspülung* mit Essigwasser (Mischverhältnis 1 zu 1), am besten nach dem Frühstück und vor dem Schlafengehen, desinfiziert den Mundraum, entfernt Speisereste, wirkt der Bildung von Plaques und Zahnstein entgegen und reinigt die Zwischenräume, in die die Zahnbürste nur schwer gelangt. Für jeden, der großen Wert auf sicheres Auftreten und angenehmes Mundklima legt, ist Mundspülen Grundvoraussetzung.

Dadurch, daß Apfelessig die Durchblutung des Zahnfleisches verbessert und entzündliche Veränderungen hemmt, stärkt er das Gewebe und beugt dem Schwund des Zahnfleisches sowie dem Abbau der Zahnwurzeln vor. Außerdem stillt die enthaltene Apfelsäure Zahnfleischblutungen.

Bei Mundgeruch handelt es sich sehr häufig um eine Nebenerscheinung entzündlicher Vorgänge im Körper (zum Beispiel chronische Entzündung der Nasennebenhöhlen, der Mandeln, der Magenschleimhaut). Hier gilt es, neben der Mundspülung, das Grundleiden ärztlich behandeln zu lassen.

Im Zusammenhang mit der selbstverständlichen Mund- und Zahnhygiene möchten wir die infektabwehrende Wirkung von Apfelessig hervorheben. Die Mandeln fungieren sozusagen als ›Wächterinnen‹, die das Eintreten von Bakterien oder Viren in den Rachen verhindern. Können die Bakterien nicht abgewehrt werden, kommt es zu einer Entzündung sowohl der Rachen- als auch der Gaumenmandeln, die stark anschwellen und schmerzen. Eine Angina liegt dann vor. Bakterien können dann in die Blutbahn gelangen und auf diesem Weg organische Entzündungen (Entzündung des Herzmuskels, der Herzinnenhaut oder der Nieren) sowie Gelenkschäden verursachen.

Apfelessig wirkt bekanntlich (siehe 2. Kapitel: ›Warum eine Apfelessig-Kur?‹) abwehrstärkend und infektabwehrend, indem er unter anderem mit seiner Kalium- und Kupferzufuhr die Bildung von Antikörpern aktiviert. Wer infektanfällig ist, sollte – besonders im Rahmen der Herbstkur, aber auch darüber hinaus – mit einer Apfelessig-Lösung (zu gleichen Teilen) täglich *gurgeln*. Diese wichtige Vorbeugemaßnahme gilt übrigens auch für die anderen Kuren. Wir haben festgestellt, daß eine Lösung aus Apfelessig und Salbei- bzw. Zinnkrauttee besonders entzündungshemmend und desinfizierend wirkt. Zu empfehlen ist sie etwa bei Mundschleimhautentzündungen oder -reizungen infolge starken Rauchens.

Eine Mundspülung mit Apfelessig-Wasser beugt ebenfalls gegen Aphten vor, diese berühmt-berüchtigten, stark schmerzenden, gelblichweißen Pusteln in der Mundhöhle, die auf eine vorübergehende Abwehrschwäche hindeuten und vornehmlich in Streßsituationen ausbrechen. Ist diese Virusinfektion (die Krankheitserreger befinden sich im Organismus der meisten) bereits ausgebrochen, können die Schmerzen durch örtliche Betäubung gelindert werden, indem man die Stellen mit Apfelessig-Wasser (auch in Verbindung mit Kamillentee) abtupft.

Bei vielen Personen, die häufig Aphten bekommen, wurde bezeichnenderweise ein Mangel an Vitamin B, C und vor allem E festgestellt. Das sind eindeutig die Vitamine, die für die Stützung des Abwehrsystems, das Gleichgewicht des Nervensystems sowie die Zellerneuerung äußerst wichtig sind – und in unserer Dreierkombination Apfelessig/Knoblauch/Honig reichlich vorhanden sind. Unsere Grundgetränke können deshalb den Allgemeinzustand positiv und nachhaltig beeinflussen, wenn sie während der zweiwöchigen Kur regelmäßig getrunken werden. Zu dem hohen Vitamingehalt kommen unter anderem die Mineralien Kalium und Selen hinzu, die zum aktiven Zellenschutz beitragen.

Glänzende Haare

Es versteht sich, daß eine gute Körperpflege sowohl Haare als auch Hände, Füße und Nägel miteinbeziehen sollte.

Auch hier kann Apfelessig vorteilhaft wirken und zum allgemeinen Wohlbefinden beitragen.

Wir möchten uns hier auf ein paar kosmetische Maßnahmen mit Apfelessig beschränken. Für weitere Einzelheiten sei der Leser an unser Buch (Peter Grunert, *Apfelessig – Heilung aus der Natur*, S. 99–108) verwiesen.

Vitalität und Festigkeit der Haare sind ein Spiegel des gesundheitlichen Zustands. Eine milde Vollwertkost und die regelmäßige Einnahme des Apfelessig-Grundgetränks versorgen die Haare von innen mit den wichtigsten Nährstoffen und sorgen auf diese Weise für ihre Gesunderhaltung.

Man sollte möglichst milde Haarwaschmittel, am besten auf pflanzlicher Basis, verwenden und stets mit einer *Apfelessigwasser-Lösung* (4 EL auf 1 große Tasse Wasser) spülen, um Kalk- sowie Laugenrückstände zu entfernen und den Haaren Geschmeidigkeit zu verleihen. Eine solche Lösung (diesmal zu gleichen Teilen) hilft ebenfalls bei Schuppen, und zwar in Form von Waschungen und Reibungen, die die Spannkraft der Kopfhaut erhöhen.

Apfelessig hat sich außerdem als wirksamer – und gesünderer – Haarfestiger erwiesen, der in erster Linie die Haare vor Witterungseinflüssen schützen soll. Wir empfehlen einen *Apfelessig-Honig-Festiger* (1 TL Apfelessig, 1 TL Bienenhonig, 1/4 l Wasser: das Wasser erwärmen und den Bienenhonig darin auflösen, den Apfelessig tropfenweise dazugeben und verrühren). Es ist darauf zu achten, daß der Festiger gleichmäßig aufgetragen wird, und zwar kurz vor dem Fönen.

Schöne Hände

Ebenso wie das Gesicht werden die Hände Witterungseinflüssen stark ausgesetzt, aber auch Chemikalien und scharfen Reinigungsmitteln. Daß viele rauhe, spröde Hände haben, ist auf einen sehr hohen Feuchtigkeitsentzug zurückzuführen. Neben handelsüblichen Handcremes möchten wir einen leicht zusammenzusetzenden Handbalsam empfehlen, der bald das Feuchtigkeitsgleichgewicht Ihrer Hände wiederherstellen wird: 2 EL Apfelessig, 4 EL Distelöl, 1 Eigelb – mit einem Löffel alle Zutaten gut verrühren, auf die Hände auftragen, rund 1 Stunde einwirken lassen und dann mit klarem Wasser abspülen.

Der häufige Umgang mit scharfen Reinigungsmitteln zieht auch die *Nägel* in Mitleidenschaft, die brüchig und spröde werden. Eine Apfelessig-Lösung (zu gleichen Teilen) reguliert nicht nur den pH-Wert, sondern reinigt auch das Nagelbett und beugt Entzündungen vor. Werden die Fingerspitzen regelmäßig in einer körperwarmen Lösung aus Apfelessig und Distelöl gebadet, so erlangen die Nägel eine größere Festigkeit.

Beine und Füße

Beine und Füße werden von den meisten stark vernachlässigt. Zuwenig Bewegung, bedingt vor allem durch eine weitgehend sitzende bzw. stehende Tätigkeit und die zunehmende Abhängigkeit von einem fahrbaren Untergestell, führt dazu, daß die Beinmuskulatur zu wenig trainiert ist, die Füße bei einer längeren Gehbetätigung schwellen und brennen. Viele Apfelessig-Anwendungen (Einreibungen, Massagen, Waschungen, Wechselfußbäder und Wassertreten) stärken die Beinmuskulatur, härten die Füße ab und straffen die Haut.

Apfelessig – Knoblauch – Honig:
eine gesunde Synergie

Von der Aromatherapie wissen wir, daß ätherische Öle, die eine Affinität zueinander haben, sich also vereinigen lassen, ein Produkt mit wesentlich verstärkter Wirkung bilden können. Ein solches Produkt, dessen Wirkung aufgrund des Zusammenwirkens seiner Bestandteile verstärkt ist, nennt man *Synergie*.

Seit alters her weiß man um die besonderen Heilkräfte von Apfelessig, Knoblauch und Honig. Heutzutage macht sich aber die Erkenntnis immer breiter, daß diese drei außergewöhnlichen Lebensmittel nicht nur bestens harmonieren, sondern sich auch hervorragend ergänzen. Schon der amerikanische Arzt Jarvis, der Wiederentdecker des Apfelessigs als Naturheilmittel, empfahl in seinem epochemachenden Buch *5 × 20 Jahre leben,* Apfelessig in Verbindung mit Honig einzunehmen.

Diese Erkenntnisse haben uns dazu bewogen, ein Synergie-Getränk mit Zweier- bzw. Dreierkombination in den Mittelpunkt unserer Apfelessig-Kur zu stellen.

Auf den nächsten Seiten möchten wir sowohl die Affinitäten von Apfelessig, Knoblauch und Honig als auch den spezifischen Beitrag der beiden letzteren herausstellen. Im Rahmen dieses Buches können wir natürlich nicht sämtliche Beschwerden und Erkrankungen ansprechen, bei denen Knoblauch und Honig die Befindlichkeit positiv beeinflussen – das gehört zum Inhalt spezifischer Knoblauch- oder Honigbücher.

Wir beschränken uns vielmehr auf Wirkeigenschaften, die

die mit der Apfelessig-Kur verbundenen Ziele fördern: Stärkung des körpereigenen Abwehrsystems, Stimulierung und Stabilisierung des Blutkreislaufs, Entschlackung und Reduzierung eventuellen Übergewichts.

◆ Alle drei besitzen einen hohen Vitamingehalt und versorgen den Organismus mit nahezu allen essentiellen Mineralstoffen. Sie wirken daher vitalisierend und aufbauend. Ihr Zusammenwirken bei Frühjahrsmüdigkeit, Phasen der Regeneration, depressiven Zuständen und als Vorbereitung des Organismus auf den Winter ist besonders angezeigt. Das unserer Kur zugrundeliegende Mischgetränk ist zweifellos ein ›Powerdrink‹.

◆ Alle drei enthalten mehrere Vitamine der B-Gruppe, die für die Umwandlung der Kohlenhydrate (Vitamin B_1 oder Thiamin) und den Abbau von Fett und Eiweiß (B_2, B_5 und B_6) notwendig sind. Vor allem Riboflavin (B_2) unterstützt die Leberfunktion und beugt Stoffwechselstörungen vor. Die enthaltenen Mineralstoffe Eisen, Kupfer, Magnesium und Phosphor unterstützen ihrerseits die Bildung der chemischen Substanzen (Enzyme), die den Stoffwechsel katalysieren.

◆ Alle drei sind gute Kaliumlieferanten (Äpfel bis 200 mg, Knoblauch bis 520 mg auf 100 g; die unterschiedlichen Werte hängen von der Sorte und der Frische ab). Kalium reguliert unter anderem den Säure-Basen-Haushalt im Körper, entgiftet den Organismus, indem es die Zellen entwässert, und wirkt antibakteriell. Außerdem beeinflußt Kalium die Herzfunktion und wirkt blutdrucksenkend.

◆ Alle drei enthalten fast alle essentiellen Aminosäuren, die der Organismus nicht selbst bilden kann und die über die Nahrung zugeführt werden müssen. Aminosäuren sind Eiweißbausteine, die bei der Verdauung aufgespalten werden und dann direkt am Lebensgeschehen im Organismus beteiligt sind: Stoffwechsel der Nervenzellen, Wachstum, Bildung körpereigener Eiweiße, Aufbau von Enzymen und Hormonen usw.

◆ Alle drei wirken antibakteriell sowie entzündungshemmend und sind echte Fitmacher für das Abwehrsystem. Mit den Vitaminen A, C und E sowie den Mineralstoffen Kupfer und Zink, die die Bildung von Antikörpern anregen, steigern sie die selbstheilenden Kräfte des Körpers und entziehen Bakterien den Nährboden. Bei Krebserkrankungen hat man bezeichnenderweise immer wieder festgestellt, daß ein Zinkmangel vorlag.

◆ Alle drei enthalten die Aktivbiostoffe Flavonide, auch Vitamin P genannt: in der Knoblauchzwiebel neben Sulfiden und Phenolsäuren, der Apfel am meisten von allen Obstsorten, der Honig allerdings sehr wenig. Diese Aktivbiostoffe sind antibiotisch sehr wirksam und wirken krebsvorbeugend.

Der besondere Beitrag von Knoblauch

Knoblauch war wegen seines berühmt-berüchtigten Geruchs lange Zeit ein leidiges Thema. Das Kraut-Gewürz-Gemüse Knoblauch ist inzwischen nicht nur gesellschaftsfähig, sondern auch zum anerkannten Naturheilmittel erhoben worden.

Gerade im Bereich Herz-Kreislauf-Erkrankungen ist die Wirkung von Knoblauch mittlerweile unumstritten. Knoblauch wirkt herzstärkend, antithrombotisch, blutgerinnungshemmend, beugt Herz-Kreislauf-Erkrankungen vor, senkt Blutdruck- und Blutfettwerte. Natürlich ist diese Wirkung nur über eine Langzeiteinnahme und bei einer vernünftigen Lebensweise zu erreichen. Der Wirkstoff Allicin hemmt die Bildung von gefäßverschließenden Kalk- und Fettablagerungen, dehnt die Gefäße aus und verleiht ihnen

Spannkraft. Außerdem hemmt Allicin die Aktivität des bei der Cholesterinbildung entscheidenden Enzyms und senkt dadurch den Anteil des gesundheitsschädlichen LDL-Cholesterins im Blut.

Das Vitamin E erhöht die Strömungsgeschwindigkeit und somit die Fließfähigkeit des Blutes und beugt dadurch der Bildung von Blutgerinnseln vor, deren Gefahr bei sklerotischen Gefäßen besonders groß ist. Blutgerinnungshemmend ist außerdem der Wirkstoff Ajoen, der die Produktion von Trombozyten verlangsamt und bei der Auflösung von vorhandenen Tromben mitwirkt.

Knoblauch ist außerdem ein hervorragender Lieferant von lebenswichtigen Mineralstoffen (Phosphor), die an und für sich rar sind: vor allem Selen, Molybdän, Lithium, Chrom.

Mit dem Nachweis von *Selen* glauben mehrere Wissenschaftler manche therapeutischen Wirkungen des Knoblauchs erklären zu können. Selen ist ein Spurenelement, dem man die Wirkeigenschaft zuschreibt, vorzeitigen Alterserscheinungen entgegenzuwirken, da es antioxidative Eigenschaften besitzt und zum Zellenschutz beiträgt. Außerdem unterstützt Selen das Vitamin A sowie die Blutbildung. Jüngsten Tierexperimenten zufolge soll er ähnlich wie Vitamin E antioxidative Eigenschaften haben, d. h. gegen freie Radikale abwehrend wirken. Außerdem fördert Selen die Bildung von Enzymen, jenen Substanzen, die die Stoffwechselvorgänge beschleunigen; somit unterstützt es die Entgiftung des Organismus.

Bei verschiedenen Knoblauchuntersuchungen wurden Selenmengen von 20 bis 300 ng/g gefunden, das ist die *höchste Selenkonzentration,* die jemals in Nahrungspflanzen festgestellt wurde. Sie ist vergleichbar mit dem Selengehalt von Fisch und Meeresfrüchten.

In den letzten Jahren konnten andere Forscher starke Spuren von Lithium (70–110 μ/100 g) und *Molybdän* (45 μ/

100 g) in Knoblauchzwiebeln nachweisen. Mangel an Lithium äußert sich durch depressive Zustände, Angst, Schlaflosigkeit. Molybdän, das zwar wissenschaftlich noch nicht sehr erforscht ist, jedoch offenbar einen entscheidenden Einfluß auf das Wachstum hat, ist *nirgendwo mehr enthalten*, außer in Bohnen; der tägliche Molybdän-Bedarf liegt bei 0,4 mg.

Phosphor (450 mg auf 100 g) ist an vielen Lebensvorgängen im Organismus beteiligt und hat eine gute Wirkung bei Streßzuständen.

Was Diabetes anbetrifft, kann Knoblauch die Wirkung des Insulins günstig beeinflussen. Er ist nämlich ein guter *Chrom*lieferant (0,3 bis 0,5 mg/100 g, Tagesbedarf 0,1 bis 0,2 mg). Chrom reguliert die Pankreasfunktion und fördert die Umwandlung der Kohlenhydrate und der Fette.

Der besondere Beitrag von Honig

Mit bislang rund 200 identifizierten, zum Teil lebenswichtigen Inhaltsstoffen ist Honig ein vollwertiges Lebens- und Naturheilmittel. Seine größte Wirkkraft übt er zweifellos bei der Stützung der Abwehrmechanismen der Atemwege aus.

Honig ist aber vor allen Dingen ein großer Energiespender (etwa 300 Kalorien auf 100 Gramm), der vorübergehend, bei Frühjahrsmüdigkeit oder in der Rekonvaleszenz, sehr zu empfehlen ist und ein Kraftspender für das Herz und die Nerven. Zum Süßen ist er jedenfalls gesünder als Zucker. Achten Sie deshalb beim Kauf darauf, daß der Honig die Bezeichnungen ›fermentreich‹ und/oder ›kaltgeschleudert‹ enthält. Wird Honig nämlich zu stark erhitzt, verliert er einen großen Teil seines Vitamingehalts. Am besten besorgt man sich seinen Honig oder Wabenhonig (Propolis) direkt beim Imker.

Interessant ist, daß sich Honig zu 75 Prozent und etwa zu gleichen Teilen aus zwei Zuckerarten zusammensetzt: zum einen aus Traubenzucker (Dextrose bzw. Glukose), zum anderen aus Fruchtzucker (Fruktose bzw. Lävulose). Fruchtzucker hat die besondere Eigenschaft, den Blutzuckergehalt zu regulieren. Außerdem ist Zucker leicht verdaulich, da die sonstige komplizierte Zuckeraufspaltung durch den Organismus in Einfachzucker bereits von den Bienen vollzogen wird.

Worauf baut die Apfelessig-Kur auf?

Die Hauptziele der Apfelessig-Kur haben wir bereits zu Beginn dieses Buches definiert. Während die Frühjahrskur auf eine umfassende Entschlackung des Körpers sowie auf eine Reduzierung vorhandenen Übergewichts hinarbeitet, liegt der Schwerpunkt der Herbstkur auf der Stärkung der körpereigenen Abwehrmechanismen mit dem Ziel Gesunderhaltung. Selbstverständlich wirkt die Herbstkur nebenbei auch entschlackend, da die angeregten Maßnahmen den Organismus entsäuern, den Stoffwechsel stimulieren und eine optimale Ausleitung der Abbaustoffe über Nieren, Darm und Haut fördern. Ebenso selbstverständlich ist, daß die nach denselben gesundheitlichen Grundsätzen entwikkelten Maßnahmen für die Frühjahrskur ebenfalls vitalisierend, aufbauend und abwehrstärkend wirken.

Eine positive Beeinflussung eventuell bestehender chronischer Krankheiten ist während der kurzen Kurdauer leider nicht möglich. Erst eine radikale, dauerhafte Umkehr in der *Lebensweise* kann in vielen Fällen das Krankheitsgeschehen durchbrechen, zumindest den Krankheitsverlauf aufhalten.

Unsere Apfelessig-Kur erfolgt ganzheitlich, von innen und von außen. Dabei kommt der Haut, die unseren gesundheitlichen Zustand weitgehend widerspiegelt, eine besondere Bedeutung zu, und zwar in ihrer ausscheidenden Schutzfunktion. Die Wirkung der zahlreichen, im Laufe des Tages eingeplanten äußerlichen Wasseranwendungen mit *Apfeles-*

sig ist nicht zu unterschätzen: Als wichtigen Bestandteil der klassischen Naturheilkunde haben sich Wasseranwendungen in den Bereichen Stimulierung des Blutkreislaufs und Abhärtung längst bewährt. Hierbei möchten wir die besonders belebende und entspannende Wirkung von Ganzkörperwaschungen mit Apfelessig-Wasser herausstreichen.

Apfelessig-Anwendungen und gesunde Ernährung haben nur dann Sinn und Aussicht auf Erfolg, wenn sie von flankierenden Maßnahmen unterstützt werden: weitgehender Verzicht auf Rauchen, Kaffee und Alkohol, ausreichende Bewegung in frischer Luft, genügend Schlaf, Atem- und Entspannungsübungen zum Streßabbau. Wir haben im 2. Kapitel gesehen, daß neben einer zu eiweißreichen Ernährung auch Streß eine Übersäuerung im Körper erzeugt. Psychisches Wohlbefinden ist überaus wichtig, denn es wirkt sich unmittelbar auf das vegetative Nervensystem aus, das bekanntlich die meisten organischen Funktionen steuert.

Im Mittelpunkt der beiden Kuren stehen zweifellos die *Apfelessig-Grundgetränke,* auf deren regelmäßige Einnahme zu achten ist, sowie eine *sorgfältige, abwechslungsreiche Zusammenstellung der Speisen* zu einer optimalen Versorgung des Organismus an Vitaminen, Mineralstoffen und Spurenelementen. Essen ist nämlich kein bloßer Sättigungsvorgang! Unsere tägliche Ernährung beeinflußt das innere Geschehen in unserem Körper, stärkt unser Abwehrsystem, beugt Krankheiten vor, wirkt sich auf die Verdauung, den Zustand der Nägel, der Haare und der Haut aus, von dem psychischen Zustand ganz zu schweigen. Kurzum, man kann sich gesund essen. Zur Vermeidung von Ernährungsfehlern nach der Kur möchten wir die wichtigsten Grundsätze einer gesunden Ernährung anführen:

16 Grundsätze einer gesunden Ernährung

1. Eine gesunde Ernährung ist eine abwechslungsreiche, vitalstoffreiche, vorwiegend basische, frische Ernährung, die mit den lebenswichtigen Vitaminen, Mineralstoffen und Grundnährstoffen (Eiweiße, Kohlenhydrate und Fette) ausgewogen und genügend versorgt und möglichst wenig Schlacken bildet. Zusätzliche Vitamintabletten sind überflüssig! Unter ›vorwiegend basischer Ernährung‹ verstehen wir einen mehrheitlichen Anteil an pflanzlichen Speisen.

2. Für eine ausgewogene Zusammenstellung der Speisen sorgen: Ein Stück Sahnetorte oder ein Sandwich als Mittagessen ist nicht zu empfehlen. Eine einseitige Diätkost ist ebenso zu meiden.

3. So wenig tierisches Eiweiß wie möglich zu sich nehmen. Am besten ist es, wenn man jede Woche drei fleischlose Tage einlegt und/oder Fleischspeisen durch Geflügel- oder Fischgerichte ersetzt. Vollkorn enthält mehr Eiweiß als Fleisch. Der Tagesbedarf an den lebenswichtigen Aminosäuren wird durch 100 g Vollweizen bzw. Naturreis vollends gedeckt.

4. Regelmäßig Kartoffeln, Hülsenfrüchte (Linsen, Erbsen, Bohnen), Körner bzw. Getreideprodukte (Müsli, Vollkornbrote, Haferflocken, Grieß, Naturreis) essen: Diese Lebensmittel sind nämlich reich an Kohlenhydraten (der reichsten Energiequelle des Körpers), Vitaminen, Mineralstoffen und Fasern. Sie sättigen außerdem länger als andere Nahrungsmittel. Hülsenfrüchte sind sogar regelrechte Nährstoffpakete.

5. Für genügend Ballaststoffe (in faserreichem Gemüse und Getreide) sorgen, da sie den Verdauungsvorgang erheblich erleichtern.

6. Täglich ein Vollwertkostgericht einnehmen. Vollwertkost heißt Nahrung, die nicht denaturiert (durch Raffinierung, Konservierung usw.) wurde, also möglichst keine fabrikverarbeiteten Nahrungsmittel (Konserven, Auszugsmehl, weißer Zucker usw.). Auszugsmehlprodukte, raffinierte Öle, Fette, Zucker, Süßigkeiten erzeugen bekanntlich ›leere‹ Kohlenhydrate, die sich im Körper als Fettpolster ablagern.

7. Täglich frisches Obst und Gemüse (am besten aus biologischem Anbau), möglichst ungekocht. Frisch- bzw. Rohkost ist reich an Vitalstoffen und erzeugt keine fetten Abfallstoffe, die sich an den Wänden der Arterien ablagern – die Ursachen der Arteriosklerose. Cholesterin befindet sich bezeichnenderweise nur in tierischen Fetten, weshalb Vegetarier einen sehr niedrigen Cholesterinspiegel haben.

8. Zum aktiven Zellschutz frische Gemüsearten bevorzugen, die jene hochwirksamen bioaktiven Pflanzenstoffe wie Glucosinolate (in allen Kohlgewächsen) oder Flavonide (in Tomaten, Rotkohl, Brokkoli und Zitrusfrüchten) enthalten (siehe Kapitel 2). Diese Bio-Aktivstoffe sind nämlich antioxydativ, das heißt, sie killen die sogenannten freien Sauerstoffradikale, die für die Krebsentwicklung verantwortlich sind, indem sie den Kern der Zellen schädigen.

9. Mit Salz sparsam umgehen, statt dessen Gewürzkräuter verwenden oder einen Spritzer Apfelessig dazugeben. Manche Gewürze wirken stimulierend auf die Verdauung (etwa Thymian) und den Stoffwechsel, blähungswidrig (Kümmel, Bohnenkraut) oder entwässernd (Zwiebel, Wacholder).

10. Möglichst nur naturbelassene Fette (d. h. Butter und kaltgepreßte Öle) verwenden, und in Maßen: der tägliche Verbrauch an Fett und Ölen dürfte 40 g nicht überschreiten; er liegt aber im Bundesdurchschnitt um die 120 g! Fett macht schneller dick als die anderen Grundnährstoffe. Ein Gramm Fett liefert rund 9,3 Kilokalorien, ein Gramm Kohlenhydrate nur halb soviel.

11. Bei empfindlichem Magen gekochtes Obst und Fruchtsäfte meiden, die leicht zu einer Vergärung im Magen-Darm-Trakt führen und den Verdauungsvorgang erheblich erschweren können.

12. Möglichst auf kadmiumreiche Nahrungsmittel (Schweineinnereien, Waldpilze, Leberwurst) verzichten. Kadmium ist nämlich ein stark gesundheitsschädigendes Metall, das im Grenzfall zur Nierenschädigung führen kann.

13. Möglichst auf künstlich hergestellte Getränke, Fertiggerichte, Süßigkeiten und fertig zubereitete Soßen verzichten, die nur ›leere‹ Kalorien enthalten.

14. Mindestens ein Viertelliter Milch am Tag bzw. Sauermilchprodukte, wie Joghurt oder Kefir, Weißkäse (Quark) oder Gärmilch trinken; magere Käsesorten bevorzugen. Milchprodukte sind unsere wichtigsten Kalziumlieferanten.

15. Gemüse oder Fleischgerichte nicht länger als unbedingt nötig kochen; bei übermäßig langem Kochen werden viele Nährstoffe zerstört.

16. Vorsicht vor zuviel Ölfritüren und Grillgerichten!

Wir haben Wert darauf gelegt, diese Grundsätze in die Zusammenstellung der Gerichte miteinzubeziehen. In dem relativ kurzen Zeitraum einer Kur ist es natürlich nicht möglich, alle Lebensmittel zu berücksichtigen, die besonders gesundheitsfördernd sind, da sie bestimmte organische Funktionen und physiologische Vorgänge günstig beeinflussen. Von diesen Lebensmitteln möchten wir zwei nennen. Zunächst die in Deutschland leider sehr wenig gegessene *Artischocke,* die nicht nur allgemein kräftigend wirkt, sondern auch das Leber-Galle-System stützt, indem sie die Fette löst und somit deren Verdauung fördert. Dann den inzwischen fast vergessenen *Schwarzrettich,* einen echten Tausendsassa, der zur Regulierung nahezu aller organischen Funktionen beiträgt.

Wir möchten nun die *wesentlichen Merkmale* unserer Ernährungskur auflisten. Es kann sein, daß aufgrund dieser diätetischen Überlegungen mancher Leser über die Kur hinaus eine Ernährungsumstellung vornehmen und die hier vorgeschlagene Frisch-, Leicht- und Vollwertkost als Dauerkost fortsetzen möchte:

◆ *Abwechslungsreich:* Eine breite Palette von Lebensmitteln wird angeboten. Zur Abwechslung tragen ebenfalls ständig neue, auffallende, pfiffige Gerichte bei, die Freude am Essen und Kosten wecken. Bei Obst und Gemüse handelt es sich bis auf sehr wenige Ausnahmen um Obst bzw. Gemüse der Saison: Es ist verständlich, daß Kohlgewächse und rote Bete vorwiegend in der Herbstkur auftauchen, wohingegen Erdbeeren und Melone die Grundlage köstlicher Nachspeisen in der Frühjahrskur bilden;

◆ *Frisch:* Das Merkmal ›Frische‹ ergibt sich aus dem ersten Punkt. Wir haben denaturierter Nahrung, das heißt industriell verarbeiteten, raffinierten Nahrungsmitteln, eine Absage erteilt. Konserven kommen in unseren Rezeptvorschlägen so gut wie nicht vor, ebensowenig Auszugsmehlprodukte, die keine Zellulose, den wichtigen Ballaststoff für den Darm, mehr enthalten.

◆ *Hoher Rohkostanteil:* Damit Berufstätige die Kur technisch durchführen können, sieht jeder Kurtag neben einer warmen Mahlzeit ein Rohkostgericht bzw. eine vorgekochte Speise vor, die am Arbeitsplatz gegessen werden kann. Der Anteil der Salatgerichte ist daher relativ hoch. Zu den Grundbestandteilen der Salatsaucen gehören Diestel- bzw. Olivenöl, fettarme Milch, Magerjoghurt, Apfelessig, Kräuter.

Eine gute, gesunde Alternative bietet die sogenannte Vinaigrette, eine pikante Sauce aus Frankreich. Für all diejenigen, die sie nicht kennen, das Rezept:

Vinaigrette

3 EL   *Distelöl*
1 EL   *Apfelessig*
1 TL   *Dijonsenf*
2–3   *Knoblauchzehen*
1   *kleine Schalotte*
1 TL   *Petersilie, fein gehackt*
1 Prise *Pfeffer*
etwas   *Salz*

Alle Zutaten werden in einer Schüssel gut untereinander gemengt. Beim Servieren immer wieder gut umrühren. Diese pikante Soße kann nahezu alle Salate, auch Fisch- und Fleischsalate, begleiten. Die nicht zum Grundrezept gehörende Petersilie verleiht der Vinaigrette-Soße nicht nur eine gelungene Färbung, sie trägt ebenfalls dazu bei, den etwas kräftigen Knoblauchgeschmack abzuschwächen. Frische Petersilie eignet sich natürlich am besten. Wer einen Garten besitzt, sollte im Herbst seine Petersilie fein hacken, diese in leere Margarinenschachteln tun und diese im Gefrierfach seines Kühlschrankes lagern.

Aktive Rohkost erzeugt eine basische Verstoffwechslung, was zu einer gründlichen Entsäuerung und Entschlackung des Organismus führt. Bei Stoffwechselerkrankungen, wie beispielsweise Rheuma und Arthritis, kann Rohkost als Dauerkost die Entwicklung der Krankheit positiv beeinflussen. Wie bei allem, soll auch hier nicht übertrieben werden. Eine säurefreie Ernährung würde das Säure-Basen-Gleichgewicht ebenso negativ verschieben. Man geht davon aus, daß der Rohkostanteil an der Gesamtnahrungsmenge 60 bis 70 Prozent nicht überschreiten sollte.
Außerdem empfehlen wir, mehr rohes Gemüse als Obst zu verzehren. Da letzteres einen relativ hohen Zuckeranteil

hat, kann es leicht zur Vergärung im Magen-Darm-Trakt kommen. Unverträglichkeiten oder sogar Allergien sind dann mögliche Folgen.

Wir haben Früchte aus unseren Landen bzw. aus den europäischen Nachbarländern bevorzugt: etwa Äpfel und Birnen im Herbst oder Erdbeeren und Melone im Frühjahr. Von der Ananas abgesehen, die unter anderem entzündungshemmende Enzyme zuführt und zur Unterstützung der Körperabwehr beiträgt, haben wir im Rahmen der beiden Kuren exotische Früchte nicht berücksichtigt. Sie werden nämlich meistens unreif geerntet, mit künstlichen, sprich chemischen Verfahren wird ihre Nachreifung über Wochen bis zur raschen Endreifung aufgehalten, so daß sie kaum noch Vitalstoffe enthalten. Die Kur ist:

◆ *faser-* und *ballaststoffreich* durch Getreideprodukte, rohes Gemüse und frisches Obst, auch als Saft. Man sollte täglich 30 bis 40 Gramm Ballaststoffe zu sich nehmen. Ballaststoffreich bedeutet *verdauungsfreundlich:* längere Gärungsprozesse im Magen-Darm-Trakt werden dadurch vermieden. Außerdem fördert das Apfelessig-Getränk (in Verbindung mit Knoblauch, der bekanntlich blähungshemmend wirkt) den Verdauungsvorgang: Apfelessig stimuliert die Bewegungen der Darmmuskulatur (Peristaltik) und wirkt der Bildung von Gärungsgiften und Fäulnisbakterien entgegen. Ein Tip: Gemüse und Obst sollten möglichst getrennt verzehrt werden.

◆ *kalorienarm:* Damit der Organismus optimal funktioniert, ist ein *vernünftiger* Anteil der Grundnährstoffe notwendig. Rund 60 Prozent der Kalorien sollten von Kohlenhydraten zugeführt werden, etwa viermal weniger von Eiweißen (15 Prozent) und der Rest von Fetten. Dieses natürliche Verhältnis ist bei den meisten nicht gegeben, weil sie zu fett- und eiweißreich essen. Die Meinung, daß körperlich hart arbeitende Menschen viel

Fleisch und Fett essen müßten, ist noch weit verbreitet. Die überaus stark kohlenhydrathaltige Ernährung von Spitzensportlern beweist das Gegenteil.

Vor allem die Frühjahrskur arbeitet auf eine Reduzierung vorhandenen Übergewichts hin. Aus diesem Grund haben wir sogenannte ›fettverzehrende Nahrungsmittel‹ verstärkt in unsere Rezeptvorschläge eingebaut. Es handelt sich größtenteils um Gemüsearten mit sogenannten *negativen Kalorien*. Sie sind mineralstoff- und vitaminreich, enthalten sehr wenig Eiweiß, ein Minimum an Kohlenhydraten und so gut wie kein Fett, so daß ihr Kalorienwert auf 100 Gramm durchschnitt 90 Kalorien beträgt. Sie bestehen außerdem zu 90 bis 95 Prozent aus Wasser. Allein ihre Verdauung verbraucht ebensoviel Energie, wie andere kalorienreiche Nahrungsmittel dem Körper zuführen. Der regelmäßige Verzehr dieser Nahrungsmittel erzeugt einen Negativ-Kalorien-Effekt, man nimmt zwangsläufig ab. Wir listen sie hier auf, damit Übergewichtige auch die nicht berücksichtigten (z. B. Löwenzahn, Mangold) nach der Kur in ihren Speiseplan miteinbeziehen können:
Gemüse: Artischocke, Blumenkohl, Brokkoli, Endivie, grüne Bohne, Grünkohl, Gurke, Karotte, Kohlrübe, Kopfsalat, Kresse, Löwenzahn, Mangold, Paprika, Radieschen, Rapunzel, Rettich, rote Rübe, Sellerie, Spargel, Spinat, Zichorie, Zucchini, Zwiebel;
Obst: Ananas, Apfel, Erdbeere, Pampelmuse, Himbeere, Heidelbeere.

◆ *wenig tierische Eiweiße:* Die tägliche Eiweißzufuhr, die etwa 50 Gramm bei Frauen und 60 Gramm bei Männern betragen sollte, liegt bei den meisten Bundesbürgern über 100 Gramm und ist vorwiegend tierischer Herkunft. Nun entsteht gerade bei der Verdauung von tierischen Eiweißen Säure, die mit der Zeit den Magen überbeansprucht, das Blut verdickt, die Blutfettwerte erhöht, die Gelenke entzündet usw.

Eine säurefreie Ernährung wäre keine sinnvolle Lösung, denn sie würde das Säure-Basen-Verhältnis in die andere Richtung kippen. Man denke außerdem an die Milchsäure enthaltenden Nahrungsmittel wie naturbelassene Joghurts oder Sauerkraut, die nicht nur den Darm sanieren, sondern auch eine überragende ausscheidende Rolle übernehmen können.

Das leidige Fleischproblem haben wir in unseren beiden Kuren so gelöst: Das traditionelle Fleisch (Schwein, Rind, Hammel) erscheint kaum noch im Speiseplan und wurde durch Fisch und vor allem Geflügel ersetzt. Etwa drei fleischlose Tage pro Woche wurden eingelegt. Ein Tip: Verzichten Sie nicht ganz auf Fleisch, betrachten Sie es nur noch als Beilage!

◆ *kohlenhydratreich:* Jeder gesunde Erwachsene sollte täglich um die 350 Gramm Kohlenhydrate zu sich nehmen. Kohlenhydrate, die viel länger als Fleisch sättigen, sind unsere wichtigste Energiequelle und reich an Vitaminen, Mineralien und Ballaststoffen. Diabetiker und Übergewichtige sollten allerdings den Verzehr von Getreideprodukten (Brot, Nudeln) und Kartoffeln, die verhältnismäßig viel Stärke enthalten, drosseln und dafür Grünzeug privilegieren. Wir haben diesen Punkt vor allem in der Frühjahrskur berücksichtigt. Daß man möglichst Vollkornnudeln und Naturreis verzehren sollte, versteht sich übrigens von selbst.

◆ *nahrhafte* Gerichte durch *Köcheln* und *Andünsten.* Die Lebensmittel, insbesondere das Gemüse, bleiben bei diesem Garverfahren knackig, geschmacklich abgerundet und behalten weitgehend ihre Nährstoffe, *Ölfritüren und Grillgerichte* sind während der beiden Kuren nicht vorgesehen – und auch nicht empfohlen. Werden Speisen in siedendem Fett zubereitet oder geräuchert, erzeugt die Hitze eine Bräunung. Diese Bräunung ist eine Oxidierung, die Gift- und fette Abfallstoffe erzeugt, die wiederum die Ursache von Verdauungsstörungen und Gesundheitsschäden (z. B. Arteriosklerose) sein können. Mit Dampf garen die Speisen ebenso schnell wie beim Kochen oder Grillen und behalten Geschmack, natürliche Farbe und Nährwert.

♦ *abwehrstärkend:* In den letzten Jahrzehnten machte die Forschung folgende revolutionäre Entdeckungen: Gemüse enthält vielfache bioaktive Substanzen, die zwar nicht notwendig zum Leben sind, jedoch eine erstaunliche pharmakologische Wirkung haben. Einige dieser Stoffgruppen, wie zum Beispiel die Carotinoide, wirken ähnlich wie das Vitamin E antioxidativ, das heißt, sie bekämpfen die freien Radikale – das sind sauerstoffhaltige Partikel, die den Kern der Zellen beschädigen und Krebs auslösen können –, stimulieren das Immunsystem und stärken daher die Abwehrkraft. In der Einführung zur Herbstkur (s. Seite 95) haben wir diese 33 Gemüsepflanzen in Pyramidenform dargestellt und viele in unsere Rezeptvorschläge eingebaut. Bezeichnenderweise steht Knoblauch an zweiter Stelle.

♦ *mit dem außergewöhnlichen Lebensmittel Knoblauch nicht sparen:* Die vielfältigen Vital- und Heilkräfte von Knoblauch haben wir bereits erwähnt. Neben dem Grundgetränk haben wir die Wunderknolle deshalb öfter in unsere Rezeptvorschlage eingebaut. Daß Knoblauch fast nur nur noch als Gewürz verwendet wird, ist zu bedauern. Im nachstehenden Rezept ist Knoblauch mit 4 weiteren Gemüsepflanzen der Allium-Familie zu einem phantastischen Vitalstoffcocktail zusammengeführt worden.

Allia-Komplett

35–40 Knoblauchzehen
(= 3 Knoblauchzwiebeln)
200 g kleine Schalotten
350 g Lauch
250 g Perlzwiebeln
2 TL fein gehackten Schnittlauch
2 TL fein gehackte Petersilie
2 EL Distelöl
1 EL Apfelessig
0,1 l Wasser
0,2 l Milch
2 TL Mondamin
1 TL Senf
1/4 TL edelsüßen Paprika
Gewürzsalz
Pfeffer
1 TL Honig

Dieses einfache, aber sehr schmackhafte Gericht hat die
Besonderheit, fünf Gemüsesorten der Allium-Familie zu
vereinigen. Es paßt hervorragend zu gekochtem Schinken.
Knoblauch, Perlzwiebeln und Schalotten in kochendem
Wasser blanchieren, abgießen und abziehen. In dem Distelöl
5 bis 8 Minuten bei mittlerer Hitze garen, dann das Wasser
und den geputzten und in 3 cm lange Stücke geschnittenen
Lauch dazugeben. Aufkochen und zur Seite stellen. Die
Milch und die durchgesiebte Gemüsebrühe in einem kleinen
Topf erhitzen, den Senf, den Paprika, den Apfelessig und
den Honig dazugeben und mit Mondamin verrühren. Mit
Gewürzsalz und Pfeffer abschmecken. Die gebundene Soße
über das Gemüse gießen und mit Schnittlauchröllchen und
Petersilie bestreuen.

◆ *salzarm:* Daß eine übermäßige Kochsalzzufuhr gesundheitsschädlich ist, dürfte inzwischen allgemein bekannt sein. Zuviel Kochsalz bindet vor allem viel Wasser im Körper und erschwert dadurch die Ausleitung der Giftstoffe und Abbauprodukte. Außerdem hat es eine verheerende Wirkung auf den Zustand der Arterien sowie auf den Blutdruck. Gehen Sie also mit Salz sparsam um, verwenden Sie statt dessen Kräutersalz oder am besten einen kleinen Schuß Apfelessig!

Birgt die verstärkte innerliche und äußerliche Anwendung von Apfelessig nicht die Gefahr einer Übersäuerung des Organismus?

Das mag widersprüchlich klingen, aber die im Ausgangsprodukt Apfel enthaltene Apfelsäure (550 mg auf 100 g) und Zitronensäure (16 mg auf 100 g) führen dem Organismus letztendlich mehr Basen als Säure zu. Das gilt übrigens auch und besonders für alle säuerlich schmeckenden Früchte: Johannisbeeren, Stachelbeeren, Zitrusfrüchte. Fruchtsäure, ebenso wie Milchsäure, belastet in keiner Weise den Organismus und erzeugt keine Schlacken. Dieser scheinbare Widerspruch ist auf äußerst komplizierte biochemische Vorgänge im Körper zurückzuführen.

Es gibt halt Säure und Säure! Gift für den Körper sind nämlich vor allem anorganische Säuren wie Benzoe-, Schwefel-, Salz-, Phosphor- und Salpetersäure, die unter anderem bei der Konservierung von Lebensmitteln eingesetzt werden. Man denke an das berühmt-berüchtigte Nitrit, das z. B. beim Pökeln und zur Erhaltung der roten Farbe bei Fleischerzeugnissen verwendet wird. Man bedenke eines: Diese synthetisch hergestellten Zusatzstoffe kommen in naturbelassenen Lebensmitteln nicht vor, und wer sich für eine vorwiegend frische Vollwertkost entschieden hat, braucht sich eigentlich keine großen Sorgen zu machen.

Außerdem wissen wir spätestens seit den Arbeiten des Biochemikers Hans Adolf Krebs in den fünfziger Jahren über den Zitronensäurezyklus im menschlichen Körper, daß Essigsäure die vielfältigen Stoffwechselvorgänge im Organismus ankurbelt und daß der Körper diese zur Umwandlung der Fette und Kohlenhydrate benötigte relativ große Essigsäuremenge (etwa 100 Gramm täglich) zum Teil selbst produziert. Die regelmäßige Einnahme von Apfelessig fördert also keineswegs die Übersäuerung im Körper, im Gegenteil.

Apfelessig stets mit Vernunft anwenden!
Was für Medikamente zutrifft, gilt ebenso für Naturheilmittel bzw. Obst oder Gemüse mit Heilkräften: Der menschliche Organismus reagiert unterschiedlich auf Wirkstoffe. Was dem einen in einer bestimmten Menge guttut, muß nicht unbedingt bei anderen dasselbe bewirken. Wird ein Naturheilmittel über einen längeren Zeitraum therapieunterstützend eingenommen, sollte man die damit bewirkten Veränderungen genau beobachten und bei negativen Erscheinungen den behandelnden Arzt oder Heilpraktiker in Kenntnis setzen.

Auf die *vernünftige Anwendung und richtige Dosierung* kommt es an. Man hat beispielsweise im Rahmen der Aromatherapie festgestellt, daß ätherisches Öl, wird es überdosiert angewandt, letzten Endes mehr schadet als hilft. Das gilt auch für Apfelessig oder Knoblauch. Bei einer Überdosierung würde man genau das gegenteilige Ziel erreichen: Statt die körpereigenen Heilungskräfte zu unterstützen, würde man sie überfordern – von den möglichen allergischen Reaktionen ganz zu schweigen.

Man muß realistisch sein: Apfelessig ist ebensowenig wie Knoblauch oder andere wiederentdeckte Heilpflanzen wie Mistel *ein* Wundermittel. Er kann zur Gesunderhaltung beitragen, Erkrankungen vorbeugen und einen Krankheitsverlauf günstig beeinflussen. Fortgeschrittene Alterungs- und

Degenerationsprozesse wird man mit Apfelessig oder Knoblauch – selbst bei massivem Verzehr und selbst als Zubereitung mit anderen Bestandteilen wie Mistel, Ginseng oder Weißdorn, bestimmt nicht aufhalten, höchstens etwas verlangsamen können. Gefäßverkalkung in hohem Grad, Gelenkrheuma oder Gicht ist mit Apfelessig *allein* ebensowenig beizukommen.

Die Frühjahrskur

Unsere Frühjahrskur mit Apfelessig sollte man ab Mitte April bis spätestens Mitte Juni durchführen – je früher, um so besser. In diesen Wochen sind die meisten Gemüse- und Salatsorten frisch auf dem Markt erhältlich. In diesen Wochen erholt sich der Körper von den hohen Anforderungen des Winters und beginnt sich auf die warmen Sommermonate einzustellen. Eine auf Apfelessig und Salaten basierende Kost über 2 Wochen hinweg führt dem Organismus die für das allgemeine Wohlbefinden notwendigen Vitamine, Mineralstoffe und Spurenelemente in ausreichender Menge zu. Neben dem *Vitamin- und Mineralstoffaufbau* erzeugt unsere Frühjahrskur folgende Wirkungen:

◆ Entschlackung des Körpers
◆ Ausleitung der Giftstoffe über die Haut
◆ Darmsanierung
◆ Tonisierung der organischen Funktionen
◆ Gewichtsreduzierung bei Übergewichtigen
◆ Anregung des Blutkreislaufs
◆ Reduzierung zu hohen Blutdrucks
◆ Bei Diabetikern: Senkung des Blutzuckerspiegels

Die nachfolgend aufgeführte Frühjahrskur, wie im letzten Kapitel ausführlich dargestellt, basiert auf dem Grundgedanken einer ganzheitlichen Regeneration des Körpers und seiner Organe sowie einer positiven Anregung des Stoffwechsels. Gewollter Effekt ist die Gewichtsreduzierung bei Übergewichtigen ebensowie die Normalisierung des Blutdrucks und des kardiovaskulären Systems. Sie umfaßt neben einer ausgewogenen Ernährung auch bestimmte Praktiken der Körperhygiene (Waschungen, Auflagen etc.) mit Apfelessig, die vor allem für die Haut, das größte Körperorgan, den dort stattfindenden Stoffwechsel sowie die Durchblutung wichtig sind.

Wir sind davon überzeugt, daß zu einem gesunden Körper auch eine ausgewogene Ernährung unbedingt benötigt wird, zu der auch tierisches Eiweiß gehört. Sollten Sie sich vegetarisch ernähren, können Sie einfach die geringen Fleischanteile in den einzelnen Tagesrezepten durch selbst gewählte vegetarische Produkte ersetzen. Ob der gewünschte Kureffekt dadurch völlig gewährleistet ist, können wir nicht voraussagen.

Dr. Nicolai Worm, ein anerkannter Ernährungswissenschaftler und Buchautor, erklärte im Frühjahr 1997 im deutschen Fernsehen, daß eine ausgewogene Kost mit Fleisch, Fisch und Geflügel der Schlüssel zu einer gesunden Ernährung sei. Die Betonung liegt auf »ausgewogen«. Auch wir sind der Ansicht, daß eine gesunde Kost ausgewogen sein muß und kaum auf tierische Proteine verzichten kann. Gewiß, Vollkorn enthält mehr Eiweiß als Fleisch und ist außerdem besser verdaulich, doch liefert letzteres viel Folsäure, die unser Organismus für die Blutbildung braucht. Wir befürworten eine fleischarme Ernährung, keine fleischlose.

Dem Ernährungsbericht '96 der Deutschen Gesellschaft für Ernährung zufolge ißt der deutsche Durchschnittsbürger nicht nur zuviel, sondern auch zu einseitig. Er nimmt zuviel Fett, dafür zuwenig Ballaststoffe und wertvolle Kohlenhydrate zu sich, so daß die Versorgung an lebenswichtigen Vitaminen, Mineralstoffen und Enzymen, die den Stoffwechsel ankurbeln, meistens zu kurz kommt.

Der deutschen Küche fehlt es oft an der nötigen Vielfalt der Gerichte. Ganz anders stellt sich die mediterrane Küche dar. Rund um das Mittelmeer ißt man in Europa am gesündesten, das haben inzwischen führende Ernährungswissenschaftler bewiesen, auch Gerontologen konnten es statistisch untermauern. In den Mittelmeerländern werden die Menschen statistisch am ältesten und leiden am wenigsten unter den typischen Zivilisationskrankheiten, die größtenteils Stoffwechselkrankheiten sind: Diabetes, Arthritis, Arteriosklerose, Bluthochdruck usw. Es ist aber bezeichnend, daß in den Mittelmeerländern die Menschen eine gemüsereiche Küche bevorzugen, oft als Rohkost, meistens als leicht gedünstete frische Vollwertkost, bei der die Nährstoffe nicht durch übermäßiges Kochen zerstört werden und in der die an Aminosäuren sehr reichen Hülsenfrüchte (Linsen, Erbsen und grüne Bohnen) keine unbedeutende Rolle wie bei uns in Deutschland haben. Fleisch wird dort in Maßen gegessen, meistens in der Pfanne leicht gegrillt, selten von schwerverdaulichen Mehlsoßen begleitet. Es werden außerdem magere Wurstsorten bevorzugt. Bei der Zusammenstellung unserer Frühjahrkur waren wir übrigens bestrebt, diesen Tatsachen und den diätetischen Erkenntnissen der letzten Jahre Rechnung zu tragen.

Dr. Worm führte noch einen Effekt an, der nicht unwichtig ist: Die Menschen in Spanien, Südfrankreich, Italien oder Griechenland nehmen sich mehr Zeit zum Essen und legen Wert auf regelmäßige Essenszeiten. Hektik und Streß bei der Nahrungsaufnahme erschweren nämlich die Verdauung.

Außerdem essen die Südländer mit Spaß. In Deutschland hingegen vergeht einem meist der Spaß, wenn noch vor Essensbeginn die großen Diskussion über fleischhaltiges oder vegetarisches Essen beginnt. Inzwischen hat eine solche Idealisierung der vegetarischen Kost in Deutschland eingesetzt, daß es meist lautet: »Das Böse steckt im Schwein – das Gute im Müsli!«

Das stimmt ganz und gar nicht. Hunderte von anderslautenden wissenschaftlichen Untersuchungen belegen, daß auch das tierische Eiweiß für unsere Ernährung wichtig und nicht durch pflanzliche Stoffe ersetzbar ist. Man kann aber das *eine* tun, ohne das *andere* zu lassen. Ersetzen Sie einfach Schwein und Rind durch Geflügel und Fisch. So nehmen Sie tierisches Eiweiß auf, ohne sich den tatsächlichen oder fiktiven Gefahren (ich mag dies nicht entscheiden) der Schweinepest und des Rinderwahnsinns auszusetzen. Aus gesundheitlichen und ökologischen Gründen empfehlen wir außerdem, generell nur Fleisch (also auch Geflügel) aus artgerechter Haltung (Bioland etc.) zu verzehren.

Um Ihnen Anregungen für neue Gerichte zu liefern, haben wir unseren Kuren entsprechende Rezepte mit Geflügel und Fisch beigegeben, die natürlich individuell zu verfeinern und austauschbar sind.

Ebenfalls untereinander austauschbar sind Mittag- und Abendessen. Wenn man berufstätig ist und möglicherweise in der Firmenkantine essen muß oder in einem Schichtarbeitsverhältnis steht, ist es nicht immer einfach, sich ernährungstechnisch an einen festen Kurplan zu halten. Hier ein paar Tips dazu:

◆ An jedem Kurtag ist ein warmes und ein kaltes Hauptgericht vorgeschlagen. Nehmen Sie jeweils das kalte vorbereitet mit zur Arbeit, und verzehren Sie das warme dann zu Hause. Außerdem eignen sich ohne große Vorbereitung Tomaten, Möhren, Salatgurken und Paprikaschoten; dazu eine Vinaigrettesoße oder eine Mayonnaise, die Sie am frühen Morgen selber vorbereitet haben.

◆ Wenn Sie in der Kantine oder einem Lokal essen, wählen Sie im Zweifelsfall Salat- und/oder Gemüsegerichte.

◆ Nehmen Sie eine kleine Flasche Apfelessig mit ins Lokal oder in die Kantine, und äußern Sie den Wunsch, Ihren Salat selber anrichten zu dürfen.

◆ Nehmen Sie auf alle Fälle ein Fläschchen naturreinen Apfelessig mit zur Arbeit, um dort das Grundgetränk zubereiten zu können.

◆ Mit Hilfe von kleinen, verschließbaren Bechern können Sie sich die drei nachfolgend erklärten Grundgetränke für jeden Tag vorbereiten und sind dann in dieser Beziehung unabhängig von Ort und Zeit.

◆ Trinken Sie während der Kur viel Mineralwasser und Obst- bzw. Gemüsesäfte.

Nun aber zu einem Schwerpunkt der Kur – den Kurgetränken, die dreimal täglich einzunehmen sind. Wir haben oben (siehe Seite 37) dargelegt, daß Honig und Knoblauch mit Apfelessig hervorragend harmonieren und mit diesem sogar eine Synergie bilden. Aus diesem Grund haben wir drei verschiedene Getränke für unsere Kur vorgesehen:

Grundgetränk 1:
In $1/2$ Glas handwarmem Wasser 1 Teelöffel naturreinen Apfelessig und 1 Teelöffel reinen Bienenhonig verrühren.
Grundgetränk 2:
In 1 Glas handwarmem Wasser 1 Eßlöffel Apfelessig verrühren.
Grundgetränk 3:
In $1/2$ Glas handwarmem Wasser 1 Teelöffel naturreinen Apfelessig und den Saft von 2 zerdrückten Knoblauchzehen verrühren.

Noch eine Anmerkung zu den nachfolgend angegebenen Kochrezepten – sie gilt übrigens auch für die Herbstkur:
Wir haben, wie gesagt, den Nahrungsmittelbereich so zusammengestellt, daß auswärts Berufstätige die Kur ebenso durchführen können wie die anderen (Hausfrauen, Schüler und h). Deshalb haben wir für den Mittagstisch Rezepte

ausgewählt, die man zu Hause vorbereiten und mit zur Arbeit nehmen, eventuell auch in einem Restaurant oder einer Kantine zusammenstellen kann. Die Kochrezepte wurden auf das Abendessen gelegt. Selbstverständlich soll das nicht heißen, daß Sie jetzt Ihren gesamten Kochfahrplan umstellen müssen, denn die Mahlzeiten eines jeden Tages sind austauschbar und können von Ihnen so angepaßt werden, wie es Ihrem persönlichen Tagesablauf entspricht.

Noch ein kleiner Tip, sollten Sie zwischendurch Hunger haben:

Immer dann, wenn Sie dieses kleine Hungergefühl im Magen verspüren, sollten Sie den Griff zu Süßigkeiten – vor allem Kuchen – und den kleinen anderen Dickmachern unterdrücken, denn sie enthalten viele leere Kohlenhydrate, die ansetzen. Essen Sie statt dessen Ihr Lieblingsobst oder einen zuckerfreien Joghurt, der Ihnen besonders gut schmeckt. Das ist für den gesamten Kurverlauf besser als alle noch so gut mundenden Süßigkeiten.

Wir empfehlen, die Kur an einem Montag zu starten.

1. Kurtag

Morgens:

Vor dem Frühstück trinken Sie *Grundgetränk 1*. Dann nehmen Sie Ihr Lieblingsfrühstück zu sich. Wenn Sie einer rein sitzenden Tätigkeit nachgehen, wäre es das beste, stets nach dem Frühstück noch einige gymnastische Bewegungsübungen zu absolvieren, um den Kreislauf ein wenig »in Schwung« zu bringen.

Sie lassen beim Duschen am besten das Wasser nicht abfließen, gießen eine halbe Tasse Apfelessig in das knöchelhohe Wasser hinein und stampfen rund 5 Minuten. Diese belebende Übung bewirkt, daß das Blut nach unten gedrückt wird.

Mittags:
Grundgetränk 2 sollte etwa 15 bis 20 Minuten vor dem Mittagessen eingenommen werden.
Als Mittagsmahlzeit empfiehlt sich:

Frühlingssalat

$1/2$	*Kopfsalat*
1	*Tomate*
$1/2$	*grüne Paprikaschote*
$1/2$	*Gemüsezwiebel*
$1/2$	*Bund Radieschen*
$1/2$	*Salatgurke*
1 EL	*Milch*
$1/2$ TL	*Tomatenmark*
50 g	*Magerjoghurt*
1	*Prise Salz*
1	*Prise Paprika*
1	*EL Kräuter, feingehackt*

nach Bedarf Honig

Salat putzen, große Blätter vom Strunk lösen und teilen, die Herzblätter ganz lassen. Den Salat waschen und gut abtropfen lassen. Die Tomaten in Achtel schneiden, Paprikaschote entstielen, entkernen und in Streifen schneiden. Zwiebel schälen und in feine Scheiben schneiden. Radieschen putzen, waschen und in Scheiben schneiden. Salatgurke waschen und in dicke Scheiben schneiden.
Milch, Magerjoghurt und Tomatenmark verrühren und mit Paprika und Salz abschmecken. Die Kräuter unterrühren. Die Salatzutaten vermengen und die Sauce darüber verteilen.

Abends:
Zum Abendessen, das immer bis 19 Uhr eingenommen werden sollte, empfehlen wir:

Kräuteromelett mit Schinken

100 g	*weiße Champignons*
2	*Eier*
2 EL	*Mineralwasser*
1/2 Bd.	*Schnittlauch*
2 TL	*Distelöl*
2	*Scheiben Lachsschinken*
Salz	
Pfeffer, weiß	
2	*Tomaten (zum Garnieren)*
Thymian (zum Garnieren)	

Champignons putzen, waschen und vierteln.
Eier, Mineralwasser, Salz und Pfeffer verquirlen. Gewaschenen Schnittlauch in Röllchen schneiden und die Hälfte zur Eimasse geben.
1 Teelöffel Distelöl in einer beschichteten Pfanne erhitzen, Eiermasse zugeben und bei schwacher Hitze etwa 5 Minuten stocken lassen.
Schinkenscheiben in Streifen schneiden. Restliches Öl erhitzen und Champignons darin andünsten. Mit Thymian, Salz und Pfeffer würzen.
Schinken zugeben. Omelett auf einen Teller gleiten lassen und die Pilze daraufgeben. Zusammenlegen, mit restlichem Schnittlauch bestreuen und mit Tomatenspalten garnieren.
Anmerkung:
Natürlich können Sie den Lachsschinken auch durch Geflügelschinken ersetzen oder einfach ganz weg lassen – je nach Geschmack.

Bevor Sie zu Bett gehen, *Grundgetränk 3* nicht vergessen – es hilft beim Einschlafen. Nicht vergessen, Ihre Zähne zu putzen, mit einem halben Glas Apfelessig-Wasser zu spülen, wobei Sie den letzten Schluck zum gründlichen Gurgeln behalten.

2. Kurtag

Morgens:
Zur Morgentoilette gehört heute morgen eine Ganzkörperwaschung mit Apfelessig; dabei immer darauf achten, in Richtung Herz zu streichen! Vor dem Frühstück trinken Sie *Grundgetränk 1*. Dann nehmen Sie Ihr Lieblingsfrühstück zu sich und entspannen noch zehn Minuten lang.

Mittags:
Grundgetränk 2 sollte etwa 15 bis 20 Minuten vor dem Mittagessen eingenommen werden.
Mittagessen:

Corned Beef Toast

2   *Scheiben Vollkorntoast*
2   *Scheiben Corned Beef*
20 g   *Butter*
1 TL   *Tomatenmark*
1   *Gewürzgurke*

Der Toast bleibt ungetoastet. Auf eine Scheibe wird die Butter gleichmäßig verstrichen, dann kommt die Corned-Beef-Scheibe darauf, anschließend bestreichen Sie das Corned Beef mit dem Tomatenmark, schneiden die Gewürzgurke in dünne, längliche Scheiben und legen diese obenauf. Danach die zweite Toastscheibe oben aufgelegt, und fertig ist der Corned Beef Toast.

Anmerkung:
Natürlich können Sie das Corned Beef auch durch mageren Schinken, Geflügelwurst oder zwei Scheiben Geflügelbrustfilet ersetzen.

Sollten Sie im Laufe des Nachmittags plötzlich Hunger haben, dann essen Sie Obst. Wir empfehlen jede Art von Melone, die bekanntlich eine Negativ-Kalorien-Wirkung haben und verhältnismäßig schnell sättigen.

Abends:

Lachsschinken in Porreesuppe

200 g Porree
20 g Butter oder Margarine
1/2 l Rindfleisch- oder Gemüsebrühe
1/8 l ungesüßte Sahne
100 g Lachsschinken
1 Bund glatte Petersilie
etwas Salz und Pfeffer
etwas Muskatnuß

Porree putzen, gründlich waschen und in Ringe schneiden. In Butter oder Margarine andünsten. Mit der Brühe auffüllen und ungefähr 15 Minuten kochen lassen. Etwa 1/4 des Porrees herausnehmen und zur Seite stellen. Den restlichen Porree in der Suppe mit dem Schneidstab des Handrührers pürieren. Sahne zugeben und alles einmal aufkochen lassen. Mit Salz, Pfeffer und Muskat herzhaft abschmecken.
Lachsschinken in feine Streifen schneiden. Die Petersilie hacken.

Zusammen mit dem restlichen Porree in die Suppe geben und servieren.
Vor dem Zu-Bett-Gehen *Grundgetränk 3* nicht vergessen!

3. Kurtag

Morgens:
Falls Sie heute morgen Ihre Haare waschen, nicht vergessen, mit Apfelessig-Wasser zu spülen! Schließen Sie Ihre Morgentoilette mit Ganzkörperabklatschungen!
Vor dem Frühstück *Grundgetränk 1* trinken. Zum Frühstück selber sollten Sie ein Glas Obstsaft oder Mineralwasser trinken, möglicherweise auch mal ein sogenanntes »Müslifrühstück« ausprobieren. Ein Vorschlag hierzu:

Der Fitmacher

1 TL *Weizenkleie*
1/2 TL *Leinsamen*
20 g *Hafervollkornflocken*
5 EL *Milch*
1/2 *Apfel*
1/2 TL *Zitronensaft*
2 EL *Magerjoghurt*
etwas Honig

Weizenkleie, Leinsamen und Hafervollkornflocken mischen und in Milch und Zitronensaft einweichen. Apfel schälen, entkernen und in kleine Stücke schneiden. Unter das Getreide mischen und mit Honig abschmecken.

Mittags:

Grundgetränk 2 wieder etwa 15 bis 20 Minuten vor dem Mittagessen einnehmen.

Zum Mittag empfiehlt sich ein leichter Salat, den man auch daheim zubereiten und in die Firma mitnehmen kann.

Tomaten-Endivien-Salat

200 g	*Tomaten*
100 g	*Endiviensalat*
1	*kleine Zwiebel*
1 TL	*Schnittlauch*
1 TL	*Olivenöl*
1 TL	*Apfelessig*
1	*Prise Salz*
1	*Prise Pfeffer, frisch gemahlen*

eventuell etwas Honig

Tomaten achteln und auf einem Teller anrichten. Endivie in Streifen schneiden. Aus den übrigen Zutaten eine Sauce rühren und die Endivie damit marinieren. Anschließend zu den Tomaten geben. Mit Schnittlauch garniert servieren.

Abends:

Gemüsetopf

1	*kleine Zwiebel*
100 g	*Karotten*
100 g	*Lauch*
100 g	*Kartoffeln*
1	*Lorbeerblatt*
$^1/_2$	*Zweig Thymian*
$^1/_2$ TL	*Rosmarin*

$^1/_2$ l   Gemüsebrühe
1 TL   Schnittlauch
1   Prise Salz
1   Prise Pfeffer
1   Prise Muskat
1   Prise Pimentpulver
10 g   Butter
etwas Honig

Zwiebeln schälen und in kleine Würfel schneiden, Karotten schälen und in Scheiben schneiden. Lauch putzen, in feine Streifen schneiden, unter fließendem Wasser abwaschen und gut abtropfen lassen.
Die Kartoffeln schälen, in kleine Würfel schneiden, waschen und ebenfalls abtropfen lassen.
Butter in einem Topf erhitzen und das Gemüse darin andünsten. Mit Gemüsebrühe ablöschen, mit Salz, Pfeffer, Muskat und Piment würzen. Alles zum Kochen bringen und 20 Minuten zugedeckt bei schwacher Hitze köcheln lassen.
Den Kräuterzweig und das Lorbeerblatt herausnehmen, den Eintopf nochmals abschmecken und mit Schnittlauch garniert servieren.

Denken Sie an die Pflege Ihres Gesichts! Wir empfehlen die Reinigungscreme, die wir ja schon vorgestellt haben und die Sie Ihrem Hauttyp anpassen können. Diese Gesichtspflege ist übrigens nicht Frauen vorbehalten! Man(n) kann sich auch ein Gesichtsdampfbad mit Apfelessig-Wasser und Kamillenaufguß gönnen.
Grundgetränk 3 dann nicht vergessen!

4. Kurtag

Morgens:
Wassertreten in der Badewanne ist wieder angesagt. Vergessen Sie nicht, daß diese äußerst belebende gymnastische Übung die Beinmuskulatur stärkt, die Füße abhärtet und die Haut strafft. Auf diese Weise kommen Sie außerdem schnell in Schwung!
Vor dem Frühstück wieder *Grundgetränk 1*, dann Frühstück nach eigener Wahl.

Mittags:
Zuerst das *Grundgetränk 2*, eine Viertelstunde später eine Geflügelspeise, beispielsweise:

Putenfleisch mit Zucchini

2	*kleine Scheiben gebratenes Truthahnfleisch*
2	*Scheiben Vollkornbrot oder Vollkorntoast*
1 EL	*Olivenöl*
1	*kleine Zucchini*
1	*Knoblauchzehe*
1 EL	*gehackte Petersilie*
1 TL	*Apfelessig*
1 TL	*Thymian*
	schwarzer Pfeffer
1	*Prise Salz*

Zucchini putzen und waschen, in feine Scheiben schneiden.
Knoblauchzehe in feine Scheiben schneiden und mit den Zucchinischeiben in Olivenöl anbraten.
Nach 1 Minute Thymian darüber streuen, salzen, pfeffern und 3 Minuten weiterschmoren.
Apfelessig darüber träufeln und gut untermischen.

Das Putenfleisch auf das Vollkornbrot legen und die Zucchini darauf verteilen. Mit grob gehackter Petersilie bestreuen.

Anmerkung:
Das Zucchinigemüse schmeckt auch kalt, Sie können es am Abend vorher zubereiten.

Abends:
Überraschen Sie Ihre Lieben mit einem speziellen Hähnchengericht. Wenn Sie allein leben, laden Sie zwei oder drei gute Freunde ein und servieren Sie:

Champignonhähnchen

1	*Hähnchen*
1 EL	*Vollkornmehl*
2 TL	*Paprika, edelsüß*
4 EL	*Sesamöl*
1/3 l	*Rotwein*
1	*Zwiebel*
400 g	*Champignons*
1/8 l	*Sauerrahm*
etwas Salz	

Hähnchen in 8 Teile zerlegen, waschen und gut abtupfen.
Mehl, Salz und Paprika gut mischen und die Hähnchenteile damit bestäuben. Sesamöl in einer tiefen Pfanne erhitzen und Hähnchenteile darin bei mittlerer Hitze hellbraun anbraten. Anschließend den Rotwein zugießen und bei geschlossenem Deckel 25 Minuten dünsten. Inzwischen Zwiebel schälen, würfeln und mitdünsten.
Champignons putzen und waschen, in Scheiben schneiden und nur die letzten 5 Minuten mitdünsten.
Hähnchenteile anrichten, Soße sämig kochen, mit Sauerrahm verfeinern und abschmecken.

Dazu können Sie Toast und einen Blattsalat servieren.
Vergessen Sie aber nicht, später noch *Grundgetränk 3* zu
trinken und für Zahnpflege und Mundspülung mit Apfelessig zu sorgen, ehe Sie beschwingt vom Champignon-Hähnchen in Ihr Bett sinken.

5. Kurtag

Morgens:
Vor dem Frühstück *Grundgetränk 1*, dann Frühstück nach
eigener Wahl.

Mittags:
Grundgetränk 2 wieder rechtzeitig vor dem Essen trinken.
Dieser Tag ist den Fischgerichten vorbehalten. Wenn Sie mit
der Kur an einem Montag begonnen haben, ist heute Freitag. Sollten sie aus religiösen Gründen freitags von Haus aus
einen Fischtag eingelegt haben, so liegen Sie genau richtig.
Haben Sie aber mit der Kur so begonnen, daß heute nicht
Freitag ist, wechseln Sie einfach diesen Kurtag mit dem entsprechenden Wochentag aus. Das ist kein Problem für den
weiteren Kurverlauf.
Zum Mittagstisch empfehlen wir ein einfaches Gericht:

Seelachsgulasch

200 g	Seelachsfilet
1 EL	Zitronensaft
1 EL	Öl
50 g	Tomaten
1	kleine Zwiebel
2 EL	Magerjoghurt

1 Prise Meersalz
1 Prise Pfeffer
1 Prise Rosenpaprika

Fischfilet unter fließendem kalten Wasser abspülen und trockentupfen. Mit Zitronensaft beträufeln und 15 Minuten ziehen lassen. Anschließend in Würfel schneiden und mit Salz, Pfeffer und Paprika bestreuen. Zwiebel pellen und in kleine Würfel schneiden. Tomaten kurz in heißes Wasser tauchen und die Schale abziehen. Die Tomaten würfeln und den Saft auffangen. Das Öl in einer kleinen Pfanne erhitzen und die Fischwürfel darin andünsten. Zwiebel und Tomaten dazugeben und den Tomatensaft angießen. Den Fisch gar dünsten lassen. Anschließend den Magerjoghurt in die Sauce rühren.

Dazu können Sie Pellkartoffeln oder einfach Toast servieren.

Haben Sie nach dem Abendessen nichts Besonderes vor, sollten Sie ein warmes Vollbad mit Apfelessig nehmen, um sich von den Wochenstrapazen zu erholen. Lavendel, Rosmarin, Melisse haben entspannende Wirkeigenschaften und können als Aufguß (1/2 Tasse) dem Badewasser beigemengt werden.

Später, unmittelbar vor dem Schlafengehen, wieder *Grundgetränk 3*.

Abends:

Hirsefrikadellen

1 Tasse Hirse
2 Tassen Gemüsebrühe
1 Ei
1 kleine Möhre
1 Lauchzwiebel

74

2 TL   geriebenen Parmesan
schwarzer Pfeffer
1 EL   Olivenöl

Hirse mit der Gemüsebrühe aufsetzen und 20 Minuten bei
kleinster Flamme kochen. Etwas abkühlen lassen.
Die kleingeraspelte Möhre, die in feine Streifen geschnittene
Lauchzwiebel, den geriebenen Parmesan, das Ei und den
Pfeffer gründlich unter die Hirse mischen.
In einer Pfanne das Olivenöl erhitzen und Eßlöffelweise die
Masse in die Pfanne geben und flachdrücken. Die Frikadel-
len auf jeder Seite 4–6 Minuten goldbraun braten.

Anmerkung:
Hirsefrikadellen schmecken auch kalt und können vorbereitet werden, so daß Sie sie mittags essen können und abends
den Fisch.
Dazu paßt grüner Salat mit frischen Kräutern.

6. Kurtag

Morgens:
Vor dem Frühstück bereiten Sie sich *Grundgetränk 1* zu und
füllen das Glas dann mit naturreinem Apfelsaft auf, ehe Sie
es trinken, um dann nach Wahl Ihr Frühstück, in aller Ruhe,
zu genießen.

Mittags:
Da der 6. Kurtag der mediterranen Küche gewidmet ist,
empfiehlt sich am Mittag ein italienischer Salat, beispielsweise:

Mozzarellasalat mit Sprossen

3	*Blätter Kopfsalat*
2	*Tomaten*
100 g	*Mozzarella*
1 EL	*Apfelessig*
1 EL	*Sojakeime*
1 TL	*Olivenöl*
1	*Prise Salz*
1	*Prise Pfeffer*
1	*Prise Muskat*

Den Kopfsalat teilen, putzen, waschen und abtropfen lassen. Die Tomaten waschen und achteln.
Den Mozzarella in kleine Würfel schneiden. In einer Schüssel den Obstessig mit Salz verrühren, mit Pfeffer und Muskat würzen. Das Olivenöl dazugeben und unterrühren. Das Gemüse dazugeben und mit der Sauce mischen, dann mit den Sprossen bestreuen.

Heute ist Samstag, und Sie können sich mehr Zeit nehmen. Nutzen Sie aus, daß Ihr Partner auch zu Hause ist, und führen Sie mit seiner Hilfe irgendwann am Nachmittag eine Ganzkörperabreibung mit Apfelessig durch. »Dünsten« Sie anschließend rund anderthalb Stunden im Bett wohleingepackt nach.

Abends:
Zum Abendessen eignet sich an diesem Tag das italienische Standardgericht in südlichen Variante, mit Knoblauch.

Spaghetti Bolognaise

150 g	Rinderhackfleisch
30-40 g	Vollkornspaghetti
1/2 TL	Olivenöl
1	kleine Zwiebel
2	Tomaten
1 TL	Sahne
2 TL	Tomatenmark
1	Knoblauchzehe
1	Prise Kräutersalz
1	Prise Cayennepfeffer
1	Prise Paprikapulver edelsüß
1	Prise Oregano
1	Prise Basilikum
1	Petersilienstrauß

Das Olivenöl in eine Pfanne geben und erhitzen, dann das Rinderhackfleisch hinzugeben und scharf anbraten. Währenddessen die Zwiebel hacken und ebenfalls in die Pfanne geben, mit dem Rinderhack glasig dünsten. Die Tomaten waschen und klein schneiden, dann ebenfalls hinzugeben. Mit Meersalz, Cayennepfeffer (sparsam!), Paprikapulver, Oregano und Basilikum würzen, dann bei geschlossenem Deckel 5 bis 6 Minuten lang schmoren lassen. Danach werden Tomatenmark und Sahne untergerührt.

Unterdessen sollten die Spaghetti mit einer Prise Salz »al dente«, also bißfest, gekocht werden. Die Spaghetti auf einen Teller geben und die Hackfleischsauce darübergeben. Zum Servieren mit einem Petersilienstrauß versehen.

Wenn Sie den mediterranen Tag richtig beschließen wollen, trinken Sie ein Glas Rotwein zum Essen und nehmen noch einige Früchte nach dem Abendessen zu sich. Sie dürfen aber vor dem Einschlafen nicht *Grundgetränk 3* vergessen.

7. Kurtag

Morgens:
Vor dem Frühstück wieder *Grundgetränk 1* und dann das Frühstück.

Nutzen Sie den freien Sonntag für eine umfassende Körperpflege aus, die irgendwann im Laufe des Vormittags oder am Nachmittag geschehen kann, vielleicht im Anschluß an ein Vollbad, auf jeden Fall, wenn Sie Lust und Laune dazu haben. Im Kapitel über Apfelessig-Anwendungen haben wir kosmetische Anregungen für die Pflege der Haare, Hände, Nägel und Füße gegeben.

Mittags:
Nachdem Sie rechtzeitig *Grundgetränk 2* zu sich genommen haben, sollten Sie sich kulinarisch auf einen asiatischen Tag vorbereiten. Für den Mittag heißt das:

Geflügel-Reis-Salat

100 g Naturreis
1   gebratenes Hähnchenbrustfilet
2   kleine Zwiebeln
1 EL   Curry
2 EL   Apfelessig
1 EL   Olivenöl
1   Gewürzgurke
1   Stengel Staudensellerie
1/2   Glas eingelegter roter Paprika
250 g Magerjoghurt
2 EL   Sauerrahm
Salz und Pfeffer

Den Reis im sprudelnden Wasser körnig kochen, auf ein Sieb geben und abtropfen lassen. Das Hähnchenfilet häuten, Fleisch vom Knochen lösen und in Würfel schneiden. Zum Reis geben. Zwiebeln würfeln und mit Curry, Essig und Öl verrühren. Über die Reis-Geflügel-Zutaten geben und durchschwenken.

Zugedeckt 30 Minuten stehen lassen. Staudensellerie putzen, in kochendem Salzwasser kurz blanchieren und in feine Streifen schneiden. Abgekühlt zum Salat geben. Die Gewürzgurke in Streifen schneiden und ebenfalls mit Paprika zum Salat geben. Den Magerjoghurt mit Sauerrahm und etwas Pfeffer verrühren. Den Salat darin anmachen und abschmecken.

Abends:

Chinakohlroulade

200 g Chinakohl
100 g gekochten Reis
1 EL Curry
1 Ei
¹/₄ l Gemüsebrühe

Chinakohl waschen, Blätter in Salzwasser blanchieren. Reis mit Curry mischen. Das verquirlte Ei dazugeben. Reismasse auf die Kohlblätter verteilen und zusammenrollen. Mit Gemüsebrühe umgießen und im vorgeheizten Backofen bei 220°C überbacken.

Denken Sie an *Grundgetränk 3* vor dem Einschlafen.

8. Kurtag

Nun beginnt der zweite Teil der Kur. Die Grundgetränke bleiben gleich, aber die Kochrezepte ändern sich ein wenig, um mehr Abwechslung in Ihren Speiseplan zu bringen.

Morgens:
Um den Entschlackungsprozeß fortzusetzen, sollten Sie auch in der zweiten Woche gleich nach dem Aufstehen eine Apfelessig-Anwendung vornehmen. Heute morgen zum Beispiel eine Ganzkörperabklatschung von den Extremitäten aus, bis die Haut sich rosa färbt. Eine solche Maßnahme fördert die Durchblutung, belebt die Haut und lockert die Muskeln.
Wenn Sie Ihre Haare waschen, spülen Sie sie mit Apfelessig-Wasser, um eventuelle Kalk- und Laugenrückstände zu entfernen.
Grundgetränk 1, dann das Lieblingsfrühstück.

Mittags:
Nachdem Sie frühzeitig genug das *Grundgetränk 2* zu sich genommen haben, sollten Sie die Woche wieder mit einem Salat beginnen, den Sie mit Feta-Käse oder ohne zubereiten können.

Hirtensalat Balkan Art

110 g	*Tomaten*
1	*grüne Paprikaschote*
1/2	*Salatgurke*
30 g	*schwarze Oliven*
1	*Zwiebel*
50 g	*Feta-Käse*
1	*Kopfsalat*

1 EL *Apfelessig*
1 EL *Olivenöl*
1   *Prise Salz*
1   *Prise Pfeffer, frisch gemahlen*

Tomaten, Paprikaschote und Gurke waschen. Tomaten achteln. Paprikaschote halbieren, Kerne und Trennwände entfernen und in feine Streifen schneiden. Gurke mit Schale fein in Scheiben hobeln. Zwiebel schälen und in feine Ringe schneiden, den Feta-Käse zerbröckeln, Salat waschen und zerpflücken. Alle Zutaten in einer großen Schüssel anrichten. Die Oliven abtropfen lassen und daraufliegen. Die Salatsauce aus Apfelessig, Salz, Pfeffer und Olivenöl anmachen und über den Salat geben.

Abends:
An diesem Abend sollten Sie unbedingt etwas Obst zu sich nehmen, auch wenn Sie sonst kein Obstfan sind. Ob vor oder nach der Hauptmahlzeit bleibt Ihnen überlassen. Wir empfehlen Obst der Saison: Erdbeeren oder Melonen. Als Hauptgericht erwartet Sie dann:

Kartoffel-Broccoli-Schinken-Pfanne

150 g *Kartoffeln*
150 g *Broccoli*
150 g *Schinken*
1   *Karotte*
1   *kleine Zwiebel*
1 EL *Olivenöl*
1   *Prise Salz*
1   *Prise Pfeffer*
1 EL *gehackte Petersilie*

Broccoli in kleine Röschen teilen, Stiele in Scheiben schneiden. Möhren in hauchdünne Scheiben hobeln.
Den Schinken in Streifen schneiden.
Kartoffel kochen und in große Würfel schneiden.
Olivenöl in einer Pfanne erhitzen, das Gemüse, den Schinken und die Kartoffeln kräftig anbraten und anschließend würzen.
Mit Petersilie bestreut servieren.
Anmerkung: Wer mag, kann noch 1 Knoblauchzehe in Scheiben schneiden und mit dem Gemüse anbraten.

Und wieder an *Grundgetränk 3* denken, ehe Sie zu Bett gehen!

9. Kurtag

Morgens:
Höhepunkt der Morgentoilette ist eine Ganzkörperwaschung mit Apfelessig. Neben der Belebung des Hautstoffwechsels hat sich die Waschung bei der Beseitigung von Stauungen und sogar bei Hautleiden bewährt.
Grundgetränk 1, dann das Lieblingsfrühstück.

Mittags:
Nach dem *Grundgetränk 2:*

Polenta mit Beilagen nach Wahl

50 g Maisgrieß
1/4 l Wasser
1   Prise Meersalz

Wasser mit Salz zum Kochen bringen. Den Maisgrieß unter

Rühren langsam dazugeben. Zum Kochen bringen und zugedeckt etwa 30 Minuten bei schwacher Hitze ausquellen lassen. Dabei mehrmals umrühren.

Eine Kastenform mit Pergamentpapier auslegen, den Maisbrei hineingeben und fest werden lassen. Anschließend aus der Form nehmen und in Scheiben schneiden.

Sie können, je nach Geschmacksrichtung, sowohl Obst, Marmelade, aber auch Joghurt oder einen deftigen Salat dazu essen.

Abends:

Broccoli-Blumenkohl-Platte

10 g   *getrocknete Pilze*
150 g   *Blumenkohl*
150 g   *Broccoli*
1   *rote Chilischote*
1/2 l   *Gemüsebrühe*
1 EL   *Austernsoße*

Die getrockneten Pilze unter Wasser abbrausen und gut 30 Minuten in warmem Wasser einweichen.

Blumenkohl putzen, waschen und in Röschen teilen. Broccoli putzen, waschen und in Röschen und Stiele teilen. Stiele schälen und klein schneiden.

Chilischoten putzen, entkernen, waschen und feinhacken. Die Pilze gegebenenfalls klein schneiden und mit der Brühe zum Kochen bringen. Chili und Austernsauce dazugeben. Den Blumenkohl und Broccoli in die Brühe geben und 10 Minuten zugedeckt bei schwacher Hitze köcheln lassen.

Dazu servieren Sie ein kleines Steak, 2 Rinderfrikadellen oder Geflügelfilet nach eigener Wahl.

Und wieder *Grundgetränk 3* vor dem Einschlafen. Bei der

allabendlichen Zahnpflege nicht vergessen, mit Apfelessig-Wasser zu spülen und zu gurgeln.

10. Kurtag

Morgens:
Heute morgen heißt es, in der Badewanne, im wadenhohen kalten Wasser (1 Tasse Apfelessig) wieder zu stampfen, bis eine Durchwärmung der Füße spürbar ist. Übrigens: Wassertreten hilft auch bei Hilflosigkeit.
Grundgetränk 1, dann Frühstück nach Wahl.

Mittags:
Grundgetränk 2 rechtzeitig vor dem Essen nicht vergessen, dann:

Putenbrust-Reis-Salat

100 g Reis
150 g gekochte Putenbrust
2   kleine Zwiebeln
1 EL   Curry
2 EL   Apfelessig
1 EL   Olivenöl
1   Gewürzgurke
1   Stengel Staudensellerie
1/2   Glas eingelegter roter Paprika
250 g Magerjoghurt
2 EL   Sauerrahm
Salzwasser
Salz
Pfeffer, frisch gemahlen

Den Reis im sprudelnden Wasser körnig kochen, auf ein Sieb geben und abtropfen lassen. Die Putenbrust in Würfel schneiden. Zum Reis geben. Zwiebeln würfeln und mit Curry, Essig und Öl verrühren. Über die Reis-Geflügel-Zutaten geben und durchschwenken.

Zugedeckt 30 Minuten stehen lassen. Staudensellerie putzen, in kochendem Salzwasser kurz blanchieren und in feine Streifen schneiden. Abgekühlt zum Salat geben. Die Gewürzgurke in Streifen schneiden und ebenfalls mit Paprika zum Salat geben. Den Magerjoghurt mit Sauerrahm und etwas Pfeffer und Salz verrühren. Den Salat darin anmachen und abschmecken.

Abends:

Gemüsepfanne Asia

25 g   getrocknete rote Bohnen
50 g   Maiskörner
100 g   Möhren
1/2   grüne Paprikaschote
100 g   Blumenkohlröschen
50 g   Austernpilze
1   Zwiebel
20 g   Sojabohnenkeimlinge
1/2 TL Ingwerwurzel
1/2 EL Zitronengras
1/4 l   Gemüsebrühe
1 TL   Sojasauce
1 TL   Sesamsamen
1 TL   Koriandergrün
1   Prise Salz
1   Prise Pfeffer, frisch gemahlen

Bohnen über Nacht einweichen. Mit Einweichwasser bedeckt etwa 25 Minuten kochen. Mais abtropfen lassen, Möhren schälen und in feine Scheiben schneiden. Paprikaschote putzen, waschen und in kleine Rauten schneiden. Blumenkohl waschen, abtropfen lassen. Pilze putzen und halbieren. Zwiebeln pellen, in kleine Stücke schneiden. Öl in einem Topf erhitzen und das Gemüse darin andünsten. Mais, Ingwer und Zitronengras dazugeben. Mit Gemüsebrühe ablöschen, mit Salz und Pfeffer würzen, 5 Minuten zugedeckt bei schwacher Hitze köcheln lassen.

Paprikaschote und Bohnen dazugeben und weitere 5 Minuten dünsten.

Sesam in einer trockenen Pfanne anrösten. Gemüse auf einem Teller anrichten, mit Sesam und Koriander garniert servieren.

Nehmen Sie am frühen Abend ein entspannendes warmes Vollbad mit Apfelessig und einem Aufguß aus entsprechenden Heilkräutern. Zum Beispiel empfiehlt sich Rosmarin bei Ermüdungserscheinungen, Zinnkraut zur Kräftigung des Bindegewebes. Anschließend entspannen mit leichter Musik oder Visualisierungsübungen.

Grundgetränk 3 danach trinken.

11. Kurtag

Morgens:
Grundgetränk 1 und Frühstück. Diesmal sollten Sie einen Orangen- oder Multivitaminsaft dazu trinken.

Mittags:
Grundgetränk 2 rechtzeitig vor dem Essen trinken, dann können Sie sich auf einen erfrischenden Salat freuen.

Tomaten-Gurken-Salat

200 g   Tomaten
100 g   Gurke
1   kleine Zwiebel
1 TL   Schnittlauch
1 TL   Öl
1 TL   Apfelessig
1   Prise Salz
1   Prise Pfeffer, frisch gemahlen

Tomaten achteln und auf einem Teller anrichten. Gurken in dünne Scheiben schneiden. Aus den übrigen Zutaten eine Sauce rühren und die Gurken damit marinieren. Anschließend zu den Tomaten geben. Ist das Gericht mit Schnittlauch garniert, ißt auch das Auge mit. Dazu paßt eine Scheibe Vollkornbrot mit etwas Butter hervorragend.

Abends:
Selbstverständlich können Sie den Schinken beim nachfolgenden Rezept weglassen oder durch Geflügel ersetzen, doch den Buchweizenpfannkuchen sollten Sie einmal probieren. Er schmeckt hervorragend.

Buchweizenpfannkuchen
mit Gemüse und Schinken

100 g   Buchweizenmehl
1/8 l   fettarme Milch
1   Ei
50 g   gekochten Schinken
200 g   grüne Bohnen
1   Stengel Bohnenkraut
1   kleine Zwiebel

75 g   *Champignons*
1 EL *gehackte Petersilie*
10 g *Butter*
1   *Prise Salz*
1   *Prise Pfeffer*

Mehl mit Ei, Milch und Salz zu einem glatten Teig verarbeiten und 15 Minuten quellen lassen.
Schinken in kleine Würfel schneiden und unter den Teig mischen. Pfannkuchen in einer gefetteten Pfanne einzeln ausbacken und warm stellen.
Bohnen putzen, waschen und in kochendem Salzwasser mit dem Bohnenkraut 20 bis 25 Minuten zugedeckt bei schwacher Hitze köcheln lassen.
Zwiebel pellen und in Würfel schneiden.
Butter in einem Topf erhitzen und die Zwiebelwürfel darin goldgelb andünsten. Champignons putzen, in Scheiben schneiden, dazugeben und 10 Minuten zugedeckt bei mittlerer Hitze schmoren lassen.
Die Bohnen abtropfen lassen und mit den Pilzen mischen, abschmecken und mit Petersilie garnieren. Auf eine Hälfte der Pfannkuchen geben und die andere Hälfte darüberschlagen.

Danach etwas Obst essen und zuletzt *Grundgetränk 3* trinken, damit es ein abgerundeter Kurtag wird.

Wenn Sie am Abend gar nichts vorhaben, sollten Sie wenigsten einmal während dieser zweiwöchigen Kur ein Sitzbad zur Darmsanierung vornehmen. Dem Badewasser kann man den Saft von 10 Knoblauchzehen beimengen.

12. Kurtag

Morgens:
Der Tag beginnt mit tüchtigem Wasserstampfen in der Badewanne. Sie nehmen dann das bereits zur Gewohnheit gewordene *Grundgetränk 1* zu sich, es folgt das Frühstück nach Wahl.

Mittags:
Der zweite »Fischtag« unserer Frühlingskur ist heute an der Reihe. Wenn Sie montags begonnen haben, so ist nun Freitag, wenn nicht, können Sie diesen Tag mit dem Freitag tauschen, wenn Sie wollen. Zum Mittag empfehlen wir nach dem *Grundgetränk 2:*

Makrelen und Bohnensalat

Für 2 Portionen:
100 g *gekochte rote Bohnen*
1   *Zwiebel*
1 EL   *Knoblauchzehe*
3 EL   *Apfelessig*
2 EL   *Öl*
4   *Blatt Lollo Rosso*
200 g *Makrelenfilets*
etwas Salz
etwas Pfeffer
etwas Thymian

Bohnen abseihen. Zwiebel in Ringe schneiden. Knoblauchzehe feinhacken. Aus Essig, Öl, Salz, Pfeffer, Thymian und dem Knoblauch eine Marinade rühren, Bohnen und Zwiebel untermengen.
Lollo Rosso waschen, zerpflücken. Makrelenfilets in mund-

gerechte Stücke teilen. Salat unter die Bohnen heben, anrichten und mit den Fischstückchen belegen.

Abends:
Sollte der frische Spargel noch auf sich warten lassen, können Sie auch eingemachten nehmen. Spargel gehört zu den berühmten Lebensmitteln, die schlank machen, weil sie einen Negativ-Kalorien-Effekt erzeugen. Sie dürfen also reichlich davon essen. Außerdem fördert er die Ausleitung der im Organismus befindlichen Giftstoffe über die Nieren.
Ein Rezept für ein nettes Abendessen mit der Familie oder Freunden:

Grüner Spargel mit Krabben

500 g   grüner Spargel
100 g   Zuckerschoten
125 g   Karotten, in Scheiben
2   kleine Zucchini, in dünnen Scheiben
1 TL   Sojaöl
1   Knoblauchzehe
1   Chilischote, entkernt, in Ringe
200 g   Tiefseekrabben
2 EL   Sojasauce
1/2   Bund Kerbel, Blätter
etwas schwarzer Pfeffer
etwas Salz

Spargel in Salzwasser halb garen (ca. 5 Minuten), kalt abschrecken, abtropfen lassen und in Stücke schneiden.
Zuckerschoten und Karotten in Salzwasser 2 Minuten blanchieren, kalt abschrecken.
Öl erhitzen, Karotten und Spargel 2 bis 3 Minuten anbraten.

Knoblauch dazu pressen. Chilischote, Zucchini, Zucker-schoten und Krabben dazugeben und 2 Minuten braten.
Mit Sojasauce und Pfeffer abschmecken. Kerbelblätter darüber streuen und sofort servieren.

Wenn Sie von der Arbeit besonders abgespannt sind, empfehlen wir ein Gesichtsdampfbad oder eine Johanniskraut-Apfelessig-Packung:

> 1 EL Johanniskrautöl
> 2 EL Apfelessig
> 1   Eigelb

Johanniskrautöl tropfenweise in das Eigelb einrühren und mit dem Apfelessig vorsichtig vermischen; das sämige Gemisch auf das Gesicht gleichmäßig auftragen, etwa eine halbe Stunde einwirken lassen und mit klarem Wasser abspülen.

Johanniskraut gehört zu den Heilkräutern mit den vielfältigsten Wirkeigenschaften: Es wirkt unter anderem aufbauend, geweberegenerierend, entzündungshemmend und beruhigend.

Denken Sie vor dem Einschlafen unbedingt noch an *Grundgetränk 3*.

13. Kurtag

Morgens:
An diesem Tag sollten Sie nach dem *Grundgetränk 1* gut und ausgiebig frühstücken, denn mittags gibt es nur Obst und Quark. Ein Frühstücksbeispiel:

Wurstfrühstück

1 *Roggenbrötchen oder*
1 *Vollkornbrötchen*

3   Scheiben fettarme Rindsalami
1 TL Butter
1   Tasse Kaffee, Tee oder Fruchtsaft

Das Brötchen halbieren und beide Hälften gleichmäßig mit
der Butter bestreichen, dann auf die Brötchenhälfte die Sala-
mi geben. Dazu das Frühgetränk nach Wahl servieren und in
Ruhe genießen.

Mittags:
An diesem Mittag sollten sie nach *Grundgetränk 2* sehr viel
Obst essen. Aromatische Erdbeeren empfehlen sich jetzt.
Erdbeeren haben übrigens die Eigenschaft, die Eiweißver-
dauung zu fördern. Man kann sie mit Quark, Joghurt oder
auch ungesüßter Sahne zubereiten. So schmecken sie immer
wieder anders, beispielsweise als:

Obstquark

150 g   Magerquark
20 g   Hafervollkornflocken
100-200 g Erdbeeren (oder Obst nach Wahl)
etwas Honig

Magerquark mit Haferflocken verrühren und mit Honig
abschmecken. Das geputzte Obst unterheben.
Sollten Sie dann noch Hunger haben, dürfen Sie soviel Obst
essen, wie Sie wollen.

Wie wäre es, wenn Sie diesen Samstagnachmittag (falls Sie
die Kur an einem Montag gestartet haben) dazu ausnützten,
sich körperlich zu betätigen: Sport, Fahrradtour, Wande-
rung in frischer Luft?
Zu Hause empfiehlt sich dann ein Apfelessig-Schlenzbad,

das durch die überaus starke Schweißbildung den gesamten Stoffwechsel fördert. Es ist wichtig, daß eine Person sich während des Bades in Ihrer Nähe befindet. Ein einstündiges Nachschwitzen im warmen Bett oder wohl eingepackt ist erforderlich.

Abends:
Sie können an diesem Tag auch ausgehen und eine echte Paella essen, doch versuchen sie es einmal mit einer reinen Gemüse-Paella. Sie mundet überraschend gut.

Gemüsepaella

50 g	Naturreis
100 g	Tiefkühl- oder frische Erbsen
100 g	Champignons
1	Tomate
1/2	Aubergine
1	Karotte
1/2	rote Paprikaschote
1/2	grüne Paprikaschote
1	Knoblauchzehe
1/4 l	Gemüsebrühe
1 EL	Olivenöl
1	Prise Salz
1	Prise Pfeffer
1	Prise Muskat

Knoblauchzehe schälen und pressen. Öl in einem Topf erhitzen und den Knoblauch darin andünsten. Paprikaschoten waschen, vom Kerngehäuse befreien und in kleine Stücke schneiden. Champignons putzen, in Scheiben schneiden. Tomaten abbrühen, abziehen und in kleine Stücke schneiden.
Das Gemüse und den Reis zum Knoblauch geben und an-

braten. Mit Gemüsebrühe ablöschen. 10 Minuten schmoren lassen. Erbsen hinzufügen und weitere 10 Minuten schmoren lassen. Mit den Gewürzen abschmecken.

Grundgetränk 3 nicht vergessen!

14. Kurtag

Nun ist es also vollbracht! Der letzte Kurtag ist angebrochen, und Sie sollten sich fit für den Sommer fühlen.

Für diesen Tag gibt es keine Essensvorschläge, denn Sie können von den bisher empfohlenen Gerichten essen, was Ihnen schmeckt. Dabei sollten Sie aber auch an diesem Tag nicht die drei Grundgetränke in gewohnter Reihenfolge vergessen!

Wie vor genau einer Woche empfehlen wir außerdem eine umfassende Körperpflege: Ganzkörperwaschung zur Anregung des Hautstoffwechsels, Pflege des Gesichts, der Hände, Nägel und Füße. Nehmen Sie sich dabei Zeit!

Bitten Sie Ihren Partner im Laufe des Tages, Ihren Rücken zu massieren, nachdem Sie die übrigen Körperteile einfühlend massiert haben. Vergessen Sie nicht, daß eine Massage nicht weh tun darf. Seien Sie dabei nicht verkrampft! Sie können entweder mit unverdünntem Apfelessig oder mit einem Gemisch aus Distelöl (enthält wertvolle Linolsäure) und Apfelessig massieren.

Wenn Sie sich bereits an die täglichen Grundgetränke gewöhnt haben, daß Sie diese nicht mehr missen möchten, können Sie einfach ein Glas halb mit Wasser füllen, einen Teelöffel Honig und einen Eßlöffel Apfelessig hineinrühren und dieses Getränk jeden Tag etwa 15 bis 20 Minuten vor der Hauptmahlzeit (mittags oder abends) trinken. So können die bereits angesprochenen und wissenschaftlich erwiesenen Kräfte des Apfelessigs weiter wirken.

Die Herbstkur

Für eine Herbstkur bieten sich die Monate September und Oktober an, wenn die Herbstsonne noch ihre wärmenden, aber bereits golden glänzenden Strahlen über das Land schickt, die Tage noch angenehm warm sind, aber man am Abend bereits einen Pullover überziehen muß, wenn man noch einen kleinen Spaziergang machen oder einfach nur auf dem Balkon sitzen will.

Es ist die Zeit der Äpfel und Birnen, aber auch des Weines und der ersten kühlen Herbstwinde, die an den bevorstehenden Winter erinnern.

In dieser Zeit sollten Sie Ihren Körper auf die kommenden, für ihn recht harten Wintermonate einstellen, und unsere Herbstkur soll Ihnen dabei behilflich sein. Vor allem das Immunsystem muß gestärkt werden, um all den bald zu erwartenden Erkältungs- und Grippeviren richtig Paroli bieten zu können.

Seit Jahren weiß man, daß in pflanzlichen Nahrungsmitteln bestimmte Mikrosubstanzen enthalten sind, die im Körper antibiotisch und antimikrobiell wirken. Hiermit stärken sie das Immunsystem insgesamt und beugen so nicht nur Erkältungserkrankungen, sondern auch Krebs und Altersbeschwerden vor. In den USA haben Wissenschaftler diejenigen Nahrungsmittel in Pyramidenform zusammengestellt, die sich am besten zur Krebsvorbeugung eignen. Oben in der sogenannten »Krebspyramide« stehen die Lebensmittel, die wissenschaftlich betrachtet am besten wirken.

Die Pyramide
der krebshemmenden Nahrungsmittel:

Kohl
Knoblauch
Süßholzwurzel
Sojabohnen, Ingwer
Möhren, Sellerie, Pastinak
Zwiebel, Tee, Gelbwurzel, Orange
Zitronen, Pampelmusen, Reis (braun)
Leinsamen, Blumenkohl, Broccoli, Weizen
Hafer (Korn), Rosenkohl, Pfefferminze, Oregano
Salatgurke, Salbei, Rosmarin, Kartoffeln, Thymian
Melonen, Basilikum, Gerste, Estragon, Schnittlauch

Neben den reinen Nahrungsmitteln gibt es auch im Bereich der Kräuter und Heilpflanzen solche, die das Immunsystem besonders stärken. Hier sind zu nennen:
Echinacea, Ginseng, Petersilie, Pestwurz, Salbei, Schöllkraut und Teufelskralle.
Sowohl die Lebensmittel aus der Krebspyramide als auch die vorgenannten Heilpflanzen unterstützen die Herbstkur. Sie können also nach Belieben solche Nahrungsmittel, die Ihnen in unseren Rezeptvorschlägen nicht besonders munden, durch solche aus der Pyramide austauschen.
Was Sie allerdings während der 14 Kurtage unbedingt vermeiden sollten, ist der Nikotin- und übermäßige Alkoholgenuß. Beim Alkohol darf oder soll sogar eine Ausnahme gemacht werden. Erlaubt bzw. sogar erwünscht ist 1 Glas Wein nach den Mahlzeiten. Vor allem Rotwein bietet sich hier an, der bekanntlich herzstärkende Tannine enthält und die Kur bestens unterstützen kann.
Wie bei der Frühjahrskur haben wir die Rezepte so zusammengestellt, daß Berufstätige leicht und schnell zuzubereitende Kleingerichte zur Arbeit mitnehmen können.

Vorbereitung der Herbstkur

Für die Herbstkur ist etwas Vorbereitung nötig. Es gibt diesmal nur ein Grundgetränk, das Sie leicht selber für die gesamte Kurdauer zubereiten können. Hierzu nehmen sie drei leere Literflaschen, die verschließbar sein sollten. In jede Flasche geben Sie jeweils:

◆ 0,5 Liter naturreinen, trüben Apfelsaft
◆ 5 EL Apfelessig,
◆ den Saft von 10 bis 12 Knoblauchzehen,
◆ 5 TL Honig.

Nun verschließen sie die Flaschen gut und schütteln diese durch, bis auch der Honig gut untergemischt ist.
Sie können natürlich auch alle Zutaten für 3 Liter in einen großen Topf geben (1,5 Liter Apfelsaft, 15 Eßlöffel Apfelessig, Saft von rund 35 Knoblauchzehen, 15 Teelöffel Honig), mit dem Mixer untermischen und dann mit einem Trichter zu gleichen Mengen in die bereitgestellten Flaschen füllen. Diese werden dann mit Wasser aufgefüllt.
Nun ist unser Herbstkurgetränk fertig und sollte kühl und dunkel aufbewahrt werden, am besten in einer Speisekammer, im Kühlschrank oder im Keller.
An jedem Kurtag sollten Sie morgens vor dem Frühstück und abends, etwa 15 Minuten vor der Mahlzeit, je 0,1 Liter dieses Kurgetränks zu sich nehmen.
Für die nun beginnenden 15 Kurtage gelten einige Regeln:

◆ Kein Nikotin!
◆ Außer 1 Glas Wein zu den Mahlzeiten keinen Alkohol!
◆ Keine Süßigkeiten!
◆ Bei kleinem Hunger zwischendurch nur Salat, Obst, Joghurt und Quark essen!

◆ Keine Speisen nach 20 Uhr!
◆ Trinken Sie viel Mineralwasser, mindestens 1 Liter am Tag!

Noch ein allerletzter Tip, bevor Sie Ihre Kur starten: Essen Sie täglich Zitrusfrüchte oder trinken Sie Zitrussäfte, denn Vitamin C ist in den kommenden Wochen und Monaten sehr wichtig für Ihren Körper.
Wir empfehlen, die Herbstkur ebenso wie die Frühjahrskur an einem Montag zu beginnen.

1. Kurtag

Wir starten in die Woche mit Wechselduschen, die den Kreislauf besonders gut stimulieren. Das Duschen sollte mit der Warmanwendung beginnen und von den Füßen aufwärts bis zum Kopf erfolgen. Auf eine angenehme Raumtemperatur ist zu achten.
Sie schließen Ihre Morgentoilette mit einer Apfelessig-Waschung ab. Der gesamte Körper wird von den Extremitäten aus in langen Strichen und/oder in Kreisbewegungen mit einem in Apfelessig-Wasser getränkten Waschlappen oder Naturschwamm gewaschen.

Grundgetränk morgens und abends, stets vor dem Frühstück und dem Abendessen, dazu folgende Rezeptvorschläge:

Gurken-Mais-Salat

1   *Salatgurke*
1   *Dose Mais*
1 EL *Apfelessig*
1 TL *Zitronensaft*

1 TL	Distel- oder Olivenöl
1	gehackte Petersilie
1	Prise Salz
1	Prise Pfeffer, frisch gemahlen
1 TL	Dill, feingehackt

Gurken in Scheiben schneiden, Mais abtropfen lassen. Aus den übrigen Zutaten eine Marinade rühren, über die Mais-Gurken-Mischung geben und 60 Minuten ziehen lassen. Dazu eine Scheibe Vollkornbrot oder Toast, je nach Geschmack.

Kalbfleisch-Gemüse

100 g	Kalbfleischgehacktes
1	kleine Zwiebel
80 g	Blumenkohl
80 g	Karotten
80 g	Porree
80 g	Champignons
1 EL	Öl
Sauce:	
1/8 l	Gemüsebrühe
1	Eigelb
20 g	geriebener Käse
1	Prise Meersalz
1	Prise Pfeffer
1	Prise Rosenpaprika

Zwiebel pellen und in kleine Würfel schneiden. Das Öl in einer kleinen Pfanne erhitzen und die Zwiebel mit dem Hackfleisch darin anbraten.
Blumenkohl putzen, waschen und in kleine Röschen teilen. Karotten schälen, waschen und in Scheiben schneiden. Por-

ree putzen, waschen und in Ringe schneiden. Das Gemüse in der Gemüsebrühe etwa 20 Minuten gar dünsten lassen. In ein Sieb geben und die Brühe auffangen. Champignons putzen, waschen und in Scheiben schneiden.
Kalbfleisch, Gemüse und Champignons abwechselnd in eine gefettete Auflaufform schichten.
Die Gemüsebrühe mit Eigelb legieren, mit Salz, Pfeffer und Paprika abschmecken und über den Auflauf gießen. Den Auflauf im vorgeheizten Backofen bei 200° C 20 Minuten überbacken.

Auf strenge Mundhygiene ist zu achten! Man sollte im Herbst (und im Winter) regelmäßig mit Apfelessig-Wasser (zu gleichen Teilen) gurgeln und den Rest Flüssigkeit hinunterschlucken, um bestimmte Winkel des Rachens zu erreichen. Das gilt vor allem bei den ersten Anzeichen von Heiserkeit. Auf diese Weise entzieht man eventuellen auf der Mundschleimhaut befindlichen Bakterien sofort den Nährboden.

2. Kurtag

Auch im Herbst darf in der Badewanne gestampft werden! Das fünfminütige Treten im knöchelhöhen kalten bzw. lauwarmen Essigwasser bringt Ihren Kreislauf in Schwung, wirkt abhärtend und kräftigt Ihre Beinmuskulatur.
Welches *Frühstück* empfiehlt sich während der Herbstkur? Wir sind der Ansicht, daß auch das Frühstück *abwechslungsreich* sein sollte. Am 3. Tag der Frühjahrskur haben wir ein »Müsli-Frühstück« angeregt, das die nötige Kraft für die Vormittagsstunden gibt und ballaststoffreich ist. Essen Sie am nächsten Morgen Käse und/oder Marmelade, vor allem aus hoch Vitamin-C-haltigen Früchten, etwa schwarzen Johannisbeeren und Holunder, den Sie übrigens gerade jetzt

im Oktober sammeln können! Ein köstliches Quarkfrüh-
stück mit Obst könnte am dritten Morgen nach Ihrer Phantasie und Ihrem Geschmack entstehen. Und so fort!
Grundgetränk morgens und abends, dazu folgende Rezeptvorschläge:

Porree-Chicorée-Salat

2	*Chicorée*
1	*Stange Porree*
1	*Apfel*
1 EL	*Zitronensaft*
1 EL	*Schnittlauch*
1	*Prise Salz*
1	*Prise Pfeffer, frisch gemahlen*

Chicorée waschen, halbieren und in Streifen, den weißen
Teil des Porrees in feine Ringe schneiden. Das Kerngehäuse
des Apfels entfernen und den Apfel in Scheiben schneiden.
Aus Zitronensaft, Öl, Salz und Pfeffer eine Sauce rühren.
Alle Zutaten mit der Sauce mischen. Mit Schnittlauch gar-
niert servieren.

Russischer Borschtsch

1/2	*kleine rote Bete*
150 g	*mageres Rindfleisch*
100 g	*Weißkohl*
1	*Kartoffel*
1	*geraspelte Karotte*
1	*kleine gehackte Zwiebel*
1 TL	*Butter*
1	*geschälte, entkernte und kleingeschnittene Tomate*

$^1/_2$ *kleine Paprikaschote*
1 TL   *Tomatenmark*
$^1/_2$ TL *gehackter Dill*
$^1/_2$ TL *gehackte Petersilie*
etwas Salz
etwas gehackte Petersilie

Erst die rote Bete ungeschält in einen Stahltopf geben, mit kochendem Wasser bedecken und 1 bis 1,5 Stunden bei mäßiger Hitze garen, abkühlen lassen, schälen und grob raspeln.
Das Fleisch in kochendes Wasser geben und garen. Aus der Brühe herausnehmen, abkühlen lassen und in kleine Stücke schneiden. Kohl in Streifen schneiden und in Wasser garen. Die Kartoffeln schälen und kochen.
Dann die rote Bete, Karotte und Zwiebeln gut in der Butter dünsten.
Die gegarten Kartoffeln zerstampfen und dem Gemüse beifügen, das Kartoffelwasser zur Fleischbrühe gießen. Tomaten und Paprikaschote mit dem Tomatenmark zum Gemüse geben. Die heiße Fleischbrühe zugießen. Wenn nötig, siedendes Wasser hinzufügen. Den gegarten Kohl hineinstreuen, umrühren und bei mittlerer Hitze aufkochen.
Dill und Petersilie hinzufügen, die Fleischstücke unterrühren.
Salzen. Den Topf danach vom Herd nehmen, mit einem Deckel fest verschließen und die Suppe mindestens 15 Minuten ziehen lassen.

Zur allgemeinen Abhärtung empfehlen wir ein *Wechselfußbad mit Apfelessig-Wasser* (1 zu 3 Teilen), für das Sie natürlich zwei Gefäße benötigen. Wechselfußbäder beginnen immer mit der Warmanwendung; nach etwa 3 bis 4 Minuten werden die Füße nur für ein paar Sekunden in das kalte Wasser getaucht. Den Vorgang sollte man nicht mehr als dreimal wiederholen. Solche Bäder, die mehrmals in der Woche durchgeführt werden können, haben außerdem eine sehr gute ableitende Wirkung.

Herz- und Kreislaufkranke sollten von Wechselfußbädern absehen.

3. Kurtag

Wir beginnen den Tag mit einer Ganzkörperabklatschung. Der mit Apfelessigwasser (zu gleichen Teilen) getränkte Waschlappen soll so ausgedrückt werden, daß er nicht mehr tropft. Je nach Verträglichkeit bestimmen Sie selber, ob das Apfelessigwasser kalt, lauwarm oder warm sein soll.

Grundgetränk morgens und abends, dazu folgende Kochrezeptvorschläge:

Herbstgemüse

150 g	*Schwarzwurzeln*
100 g	*Champignons*
150 g	*Kartoffeln*
1 EL	*Zitronensaft*
10 g	*Butter*
1/4 l	*Milch*
1	*Prise Salz*
1	*Prise Pfeffer, frisch gemahlen*

Schwarzwurzeln unter fließendem Wasser schälen und in etwa 4 cm lange Stücke schneiden. In Zitronenwasser legen. Kartoffeln schälen und in Stücke schneiden. Butter in einem Topf erhitzen und die Pilze kurz andünsten, Schwarzwurzeln und Kartoffeln dazugeben. Mit Milch ablöschen und kurz aufkochen. 15 Minuten zugedeckt bei schwacher Hitze köcheln lassen und abschmecken.

Grillspieß japanisch

2	*Hühnerbrust*
150 g	*Tofu*
8	*große Egerlinge*
1/2	*rote Paprikaschote*
1	*kleine Zucchini*
2	*Blätter Chinakohl*
1 EL	*Sojaöl*
1 TL	*Honig*
etwas	*Cayennepfeffer*

Die Brust häuten und in 8 Würfel schneiden. Den Tofu abtropfen lassen und in 8 Würfel schneiden. Die Pilze putzen, mit einem Tuch abreiben und halbieren. Die Paprikaschote und die Zucchini je in ebenfalls 8 Stücke schneiden. Die Chinakohlblätter waschen und abtropfen lassen. Die dicken Blattenden abtrennen und in je 4 Teile schneiden. Die weichen Blattenden halbieren.
Alles zusammen gleichmäßig auf 2 Schaschlikspieße stecken und in eine flache Schale legen. Das Öl mit dem Honig aufkochen, mit Cayennepfeffer (sparsam) würzen und über die Spieße gießen. Die Spieße 20 Minuten unter Wenden marinieren. Dann in einer Grillschale über Holzkohle 10 Minuten grillen, dabei häufig umdrehen und immer wieder mit der Sauce begießen.

Vergessen Sie nicht, Ihr Gesicht gründlich zu pflegen, das im Herbst zunehmend widrigeren Witterungen ausgesetzt ist. Ein *Gesichtsdampfbad* mit Apfelessig-Wasser ist besonders angezeigt.

4. Kurtag

Eine Ganzkörperwaschung mit Apfelessig steht im Mittelpunkt Ihrer Morgentoilette.

Grundgetränk morgens und abends, dazu folgende Rezeptvorschläge:

Blumenkohl-Rohkost

1/8 kleiner Blumenkohl
20 g Sesam (geschält)
2 EL Obstessig
1 Apfel
1 Prise Salz
1 Prise bunter Pfeffer
1 EL Olivenöl

Sesam in einer trockenen Pfanne goldbraun rösten. Blumenkohl in Röschen teilen, putzen und waschen und abtropfen lassen.
Essig mit Salz und Pfeffer würzen. Öl unterrühren, Blumenkohl in feine Streifen schneiden.
Den Apfel waschen und in kleine Würfel schneiden. Blumenkohl, einen Teil des Sesams und die Apfelwürfel mischen.
Salatsauce darübergießen und alles vorsichtig mischen.
Salat 60 Minuten ziehen lassen, abschmecken und mit dem restlichen Sesam bestreuen.

Pilz-Geflügel-Pfanne

1   *Hähnchenbrustfilet*
1 EL *Butterschmalz*
$^1/_2$ *Zwiebel*
80 g *Bohnen*
80 g *Blumenkohl*
80 g *Broccoli*
1   *Karotte*
1   *kleine Zucchini*
60 g *Austernpilze*
2   *Kartoffeln*
3   *Tomaten*
$^1/_2$ *Tasse Brühe*
1 EL *gehackte Kräuter*
etwas Jodsalz
etwas Pfeffer, frisch aus der Mühle
etwas Oregano
etwas Rosmarin

Hähnchenbrust in Würfel schneiden. Butterschmalz erhitzen, die in Streifen geschnittene Zwiebel darin glasig dünsten.
Die mit Jodsalz und weißem Pfeffer gewürzten Hähnchenteile dazugeben und ringsum goldgelb anbraten. Mit Brühe ablöschen. Das gesamte Gemüse – in mundgerechte Stücke zerteilt – und die auf Biß gegarten Kartoffelscheiben hinzugeben. Mit Rosmarin und Oregano bestreuen. Die zerkleinerten, pürierten Tomaten mit der Brühe vermischen und über die Geflügelpfanne geben. Im Bratrohr bei etwa 180 °C etwa 25 Minuten garen.
Die servierfertige Geflügelpfanne mit den gehackten Kräutern bestreuen und mit Pfeffer verfeinern.

Falls es Sie abends plötzlich friert und sich die ersten Anzei-

chen einer Erkältung bemerkbar machen, sind Wechselfußbäder nicht angezeigt, dafür ansteigende Fußbäder, bei denen
die Badetemperatur von etwa 37 Grad auf 41 Grad hochge-
bracht wird. Danach legt man sich am besten ins Bett.

5. Kurtag

Wie am 1. Kurtag (siehe dort) nehmen wir eine Wechseldu-
sche vor.

Grundgetränk morgens und abends, dazu folgende Rezeptvorschläge:

Matjesalat nach Art des Hauses

Für 3-4 Personen:
1	*Kopf Spitzkohl*
3 l	*Wasser*
2 TL	*Kümmel*
6	*Matjesfilets*
4 EL	*Zitronensaft*
10 EL	*Öl*
4 EL	*Weißweinessig*
2 EL	*Meerrettich, frisch gerieben*
1 TL	*Zucker*
2	*Bündel Kresse*

wenig Salz

Den Spitzkohl vierteln, die Strünke entfernen und die Blätter in sehr feine Streifen schneiden. In ein Sieb geben und
beides in eine große Schüssel stellen.
Wasser mit Salz und Kümmel aufkochen und über den Kohl
gießen.

1 Minute stehen lassen, das Sieb mit dem Kohl herausnehmen und kräftig abschütteln und abtropfen lassen.

Die Matjesfilets 10 Minuten wässern, trockentupfen und längs halbieren.

Aus Zitronensaft, Öl und Essig eine Salatsauce rühren, mit Meerrettich und Zucker würzen und mit dem Spitzkohl mischen. 15 Minuten ziehen lassen.

Die Matjesstreifen auf dem Spitzkohlsalat anrichten und mit der abgeschnittenen Kresse garnieren.

Weißkohl mit Krabben

150 g *Weißkohl*
2   *Tomaten, geviertelt*
1/2   *rote Chili, entkernt und in kleine Stücke geschnitten*
115 g *Krabben, geschält, gereinigt*
1/2 TL *Ingwer-Pulver*
1/2 TL *Kurkuma-Pulver (Gelbwurz)*
2 EL   *Öl*
Salz nach Geschmack

Das Öl erhitzen, die Chilis, Ingwer und Kurkuma zu einer Paste anbraten, die Krabben zufügen und mitbraten, bis sich die Farbe der Krabben verändert. Die Krabben herausnehmen und den in feine Streifen geschnittenen Kohl beifügen und anbraten. Salz und Tomaten untermischen und weitere 2–3 Minuten garen. Die Krabben wieder hineingeben und heiß servieren.

Wer erkältungs- oder infektanfällig ist, macht am besten regelmäßig eine *Nasendusche bzw. -spülung* mit Apfelessigwasser zur Vorbeugung. Das Apfelessig-Wasser (zu gleichen Teilen) in eine kleine Schüssel geben; mit einem Finger wird das eine Nasenloch zugehalten, während das Apfelessig-

Wasser durch das andere hochgezogen wird; dann das Nasenloch wechseln.

6. Kurtag

Sie beginnen den Tag mit Wassertreten in der Badewanne.

Grundgetränk morgens und abends, dazu folgende Rezeptvorschläge:

Minestrone Milaneser Art

100 g	Kidney-Bohnen
1 EL	Olivenöl
100 g	magerer Schinken
1	Zwiebel
1	Knoblauchzehe
200 g	Tomaten
2	Basilikumblätter
1 EL	gehackte Petersilie
1 l	Wasser
1	Karotte
1	Stange Staudensellerie
150 g	Kartoffeln
150 g	Zucchini
150 g	Weißkohl
50 g	ausgepulte Erbsen
100 g	Reis
etwas Salz	
etwas schwarzer Pfeffer	

Die Bohnen über Nacht einweichen.
Das Öl in einem großen Topf erhitzen, den in Würfel ge-

schnittenen Schinken, die gehackte Zwiebel und die feinge-
hackten Knoblauchzehen zugeben und alles glasig dünsten.
Dann die geschälten und gewürfelten Tomaten, die Bohnen,
die Basilikumblätter, Petersilie und das Wasser zugeben. Das
Ganze zum Kochen bringen und bei kleiner Flamme unter
gelegentlichem Umrühren 1¹/2 Stunden zugedeckt ziehen
lassen. Die in Scheiben geschnittenen Karotten und den
kleingeschnittenen Sellerie zugeben und weitere 30 Minuten
kochen.
Inzwischen die Kartoffeln schälen und würfeln, die gewaschenen Zucchini in Scheiben schneiden, den Weißkohl fein
hobeln, alle Gemüse zugeben und nochmals 20 Minuten
kochen lassen. Mit Salz und frisch gemahlenem Pfeffer abschmecken. Vom Herd nehmen und 5 Minuten stehen lassen.

Hirseomelett

50 g   Hirsemehl
75 g   Magerjoghurt
2   Eier
100 g kleine Champignons
100 g kleine Zucchini
50 g   geriebener fettarmer Käse
10 g   Butter
1   Prise Salz

Das Hirsemehl mit dem Magerjoghurt, den Eiern und dem
Salz verquirlen.
Die Champignons putzen und waschen, abtropfen lassen.
Die Zucchini ebenfalls waschen, die Enden abschneiden,
schälen und in Scheiben schneiden. Butter in einer kleinen
Pfanne erhitzen, jeweils die Champignons und Zucchini
hinzufügen und etwa 5 Minuten andünsten. Den Teig in der

Pfanne auf dem Gemüse verteilen, die Eierkuchen wenden, wenn sie fest werden, mit dem Käse bestreuen und zugedeckt bei mittlerer Hitze fertigbacken.

Im Laufe des Nachmittags sollten Sie ein Überwärmungsbad machen. Das Badewasser, dem eine Tasse Apfelessig beigemengt wurde, wird allmählich von 36 auf 45 Grad gesteigert. Es gibt wohl keine andere Wasseranwendung, die bei Stoffwechselkrankheiten so wirkt. Das Bad dauert rund 1 Stunde. Danach wird ebenso lange im warmen Bett nachgeschwitzt. Personen mit Herz-Kreislauf-Beschwerden sollten von solchen Abwendungen absehen oder sie nur unter geschulter Aufsicht durchführen!

7. Kurtag

Den ersten Teil Ihrer Herbstkur sollten Sie mit einer umfassenden Körperpflege abschließen. Der Sonntag ist dafür geeignet. Nehmen Sie sich Zeit, und tun Sie sich etwas Gutes! Die Pflege Ihres Gesichts und Ihrer Hände, die zunehmend widrigen Witterungen ausgesetzt werden, dürfen nicht zu kurz kommen. Stellen Sie den auf S. 35 vorgestellten Handbalsam oder folgende Apfel-Handcreme her:

3   *frische, möglichst ungespritzte Äpfel*
1   *Quitte*
4   *EL Apfelessig*
300 g frisches Schweineschmalz
Schale von 2 unbehandelten Apfelsinen

Die pürierten Äpfel und Quitte sowie das Schmalz kräftig zusammenkneten, in einen Kochtopf geben, Apfelessig und geriebene Apfelsinenschalen hinzufügen und das Ganze un-

111

ter ständigem Umrühren auf kleiner Flamme erwärmen. Ist das Fett vollständig zergangen, füllt man die Masse in eine gut verschließbare Dose. Die Creme sparsam auftragen.

Grundgetränk morgens und abends, dazu folgende Kochrezeptvorschläge:

Jahreszeitensalat

$1/2$	*Kopfsalat*
1	*Tomate*
$1/2$	*grüne Paprikaschote*
$1/2$	*Gemüsezwiebel*
$1/2$	*Bund Radieschen*
$1/2$	*Salatgurke*
1 EL	*Milch*
$1/2$ *TL*	*Tomatenmark*
50 g	*Magerjoghurt*
1	*Prise Salz*
1	*Prise Paprika*
1 EL	*Kräuter, feingehackt*
Honig nach Geschmack	

Salat putzen, große Blätter vom Strunk lösen und teilen, die Herzblätter ganz lassen. Den Salat waschen und gut abtropfen lassen. Die Tomate in Achtel schneiden, Paprikaschote in Streifen schneiden. Zwiebel schälen und in feine Scheiben schneiden. Radieschen putzen, waschen und in Scheiben schneiden. Salatgurke waschen und in dicke Scheiben schneiden.
Milch, Magerjoghurt und Tomatenmark verrühren und mit Paprika, Honig und Salz abschmecken. Die Kräuter unterrühren. Die Salatzutaten vermengen und die Sauce darüber verteilen.

Reis-Geflügel-Pfanne

Für 2 Portionen:
2   *Hähnchenkeulen*
1   *rote Paprikaschote*
1   *gelbe Paprikaschote*
1   *Zucchini*
1   *Zwiebel*
1   *Knoblauchzehe*
3 EL   Öl
100 g   Rundkornreis oder Aborio-Reis
¼ l   Geflügelbrühe
etwas Salz
etwas Pfeffer

Hähnchenkeulen enthäuten. Die Keulen mit Salz und Pfeffer würzen. Paprikaschote putzen, in kleine Würfel schneiden, Zucchini ebenfalls würfeln, Zwiebel und Knoblauchzehen hacken.
Öl in einer großen Pfanne erhitzen. Die Hähnchenkeulen-
stücke rundherum anbraten, aus der Pfanne nehmen.
Gewaschenen, gut abgetropften Reis in die Pfanne geben,
unter Rühren 1 Minuten andünsten, das Gemüse zugeben
und ca. 3 Minuten dünsten.
Geflügelstücke in die Pfanne geben, heiße Brühe zugießen
und zum Kochen bringen. Das Gericht 20 Minuten zugedeckt bei mittlerer Hitze schmoren lassen. Mit Salz und
Pfeffer abschmecken.

8. Kurtag

Wir starten in zweite Kurwoche mit einer Ganzkörperwaschung.

Grundgetränk morgens und abends, dazu folgende Kochrezeptvorschläge:

Schinken-Blumenkohl-Salat

1/4 Blumenkohl
2 Scheiben gekochten Schinken
2 hartgekochte Eier
1 Eigelb
etwas Sauerrahm
etwas Salz
etwas Pfeffer
etwas Paprika
etwas Curry

Blumenkohl in Salzwasser abkochen und abkühlen lassen. Den Schinken und die Eier in Würfel schneiden, aus Sauerrahm und Eigelb eine Soße bereiten und mit den Gewürzen abschmecken. Den in Röschen geschnittenen Blumenkohl schichtweise mit Schinken und Eiern in eine Auflaufform geben und die Soße darübergießen.

Gebratene Knoblauchchampignons

300 g Champignons
1 Knoblauchzehe, gepellt und feingehackt
1 EL Olivenöl
1 EL gehackte Petersilie
1 TL Zitronensaft

Champignons putzen und feinhacken. Knoblauchzehe unterrühren.
Das Öl in einer kleinen Pfanne erhitzen und die Champignonmasse dazugeben. Etwa 5 Minuten bei starker Hitze unter ständigem Rühren braten. Anschließend den Zitronensaft unterrühren und mit Petersilie garnieren.
Zur Darmsanierung sollten Sie während der Herbstkur mindestens ein Sitzbad mit Apfelessig-Wasser und eventuell anderen Zusätzen (z. B. Saft von 10 Knoblauchzehen oder Kamillentee) vornehmen. Ein Wechselsitzbad, bei dem die Kaltphase jeweils nur ein paar Sekunden dauert, dient außerdem der Abhärtung. Wegen Erkältungsgefahr ist natürlich auf eine angenehme Raumtemperatur zu achten.

9. Kurtag

Duschen und anschließendes Wassertreten im wadenhohen, mit einer halben Tasse Apfelessig vermengten Wasser.

Grundgetränk morgens und abends, dazu folgende Rezeptvorschläge:

Hähnchensalat mit Erbsen

150 g	*Hähnchenbrustfilet*
1/4 l	*Salzwasser*
1/2	*Zwiebel*
1	*Lorbeerblatt*
2	*Wacholderbeeren*
1/2	*Orange*
150 g	*Erbsen*
100 g	*Spargel*

Marinade:
1/8 l	*Spargelsaft*
1	*kleine Zwiebel*
1 TL	*Apfelessig*
1/2 TL	*Curry*
1	*Becher Magerjoghurt*
1 TL	*Worcestersauce*
1 EL	*Schnittlauch*
1	*Prise Meersalz und frisch gemahlenen Pfeffer*

Hähnchenbrustfilet waschen. Zwiebel pellen, in kleine Stücke schneiden und mit dem Lorbeerblatt und Wacholderbeeren in dem Salzwasser zum Kochen bringen. Hähnchenbrustfilet dazugeben und etwa 20 Minuten kochen lassen. Hähnchenbrustfilet abtropfen lassen und würfeln. Erbsen auftauen lassen, Zwiebel pellen und in kleine Würfel schneiden. Orange schälen und dabei die Außenhaut mit entfernen, das Fruchtfleisch filetieren und in kleine Würfel schneiden. Spargel abtropfen lassen und den Spargelsaft dabei auffangen und zur Seite stellen. Alle Zutaten miteinander vermengen.
Für die Marinade den Spargelsaft mit Essig, Curry und Magerjoghurt verrühren. Mit den Gewürzen abschmecken, über die Salatzutaten geben und etwa 60 Minuten ziehen lassen. Den Schnittlauch in Röllchen schneiden und den Salat damit garnieren.

Wirsingkohlsuppe pikant

250 g	*Wirsingkohl*
100 g	*Kartoffeln*
10 g	*Butter*
1 EL	*Currypulver*
1/2 l	*Hühnerbrühe*

1 EL *Milch*
1 *Prise Salz*
etwas Tabasco nach Geschmack

Kohl putzen, waschen, Strunk entfernen und in feine Streifen schneiden.
Butter in einem Topf erhitzen und den Kohl darin glasig dünsten. Ein Drittel des Kohls zur Seite stellen, Kartoffeln schälen, würfeln und zum Kohl geben. Mit Curry würzen, kurz andünsten, mit Brühe auffüllen und zum Kochen bringen. Etwa 20 Minuten zugedeckt bei schwacher Hitze köcheln lassen.
Anschließend pürieren, Milch unterrühren und abschmekken. Mit dem restlichen Wirsing garnieren.

Als weitere abhärtende Maßnahme empfehlen wir ein *Wechselfußbad*, das am besten im Laufe des Abends zu nehmen ist, wenn Sie nicht mehr hinausgehen müssen.

10. Kurtag

Nehmen Sie wieder eine Ganzkörperabklatschung vor. Sollten Sie heute morgen Ihre Haare waschen, tragen Sie Ihren Apfelessig-Festiger vor dem Fönen auf.

Grundgetränk morgens und abends, dazu folgende Rezeptvorschläge:

Blumenkohlsalat mit Krabben

$1/4$ *Blumenkohl*
2 EL *Zitronensaft*
1 EL *Öl*

150 g Nordseekrabben
etwas Salzwasser
etwas Salz
etwas Pfeffer
Zitronensauce:
2   Eigelb
1 EL   Zitronensaft
1/2 EL Wasser
1   Spur Zucker
etwas abgeriebene Zitronenschale
etwas Salz

Blumenkohl putzen, zerteilen, in Salzwasser 6 Minuten
blanchieren und abtropfen lassen. Zitronensaft, Salz, Pfeffer, Öl verrühren, mit den Nordseekrabben über den Blumenkohl geben, 15 Minuten ziehen lassen.
Eigelb, Zitronensaft mit Wasser, abgeriebene Zitronenschale, Salz, Zucker bei milder Hitze im Wasserbad mit dem
Schneebesen aufschlagen. Blumenkohl mit der Zitronensauce mischen.

Rosenkohlsuppe mit Lachs

1   Zwiebel
1 TL   Butter
1/2 kg Rosenkohl
100 g Sahne
1   Eigelb
100 g geräucherter Lachs in Scheiben
2   Stiele glatte Petersilie
etwas Salz
etwas Pfeffer

Zwiebelwürfel in Butter andünsten. Den Rosenkohl putzen

und in Salzwasser garen. Abtropfen lassen und mit 2/3 der Sahne zur Zwiebel geben und aufkochen. Alles fein pürieren, nochmals aufkochen. Mit Salz und Pfeffer würzen. Eigelb mit der restlichen Sahne verquirlen und langsam in die Suppe rühren. Nicht mehr kochen! Räucherlachsscheiben in dünne Streifen schneiden. Petersilie abspülen, trocknen und kleinhacken. Suppe in den Teller gießen, Räucherlachsstreifen in die Mitte geben und mit Petersilie garniert sofort servieren.

Am frühen Abend empfiehlt sich ein Überwärmungs- bzw. ein Schlenzbad. Solche Bäder können im Rahmen eines aktiven Programms übrigens durchaus zweimal wöchentlich genommen werden.

11. Kurtag

Heute morgen empfehlen wir eine *Unterkörperabreibung.* Füße und Beine werden bis zu den Hüften mit einer Apfelessig-Lösung abgewaschen, anschließend mit einem trockenen, nicht zu weichen Tuch strich- und kreisförmig abgerieben. Den dabei ausgeübten Druck bestimmt jeder selbst; es versteht sich, daß Personen mit Hautleiden oder Krampfadern besonders vorsichtig sein müssen.

Grundgetränk morgens und abends, dazu folgende Rezeptvorschläge:

Wintersalat

80 g Endiviensalat
80 g Feldsalat
1 Chicorée

80 g Chinakohl
20 g Lauch
20 g Karotten
20 g Sellerie
20 g Champignons
1   hartgekochtes Ei
1 EL Käuter, feingehackt
1   Knoblauchzehe
1 EL Balsamicoessig
3   Kirschtomaten
1 TL Öl
1   Prise Salz
1   Prise Pfeffer, frisch gemahlen

Salate und Kohl putzen, waschen und in feine Streifen schneiden. Champignons in Scheiben, Lauch, Karotten und Sellerie in Streifen schneiden. Chicorée vom Strunk lösen, waschen und dekorativ in einer Schüssel anrichten.
Den Salat gut abtropfen lassen und mit dem Gemüse vermischen. Mit Essig, Kräutern, Öl, Salz, Pfeffer und Knoblauch aufbereiten. Alles auf dem Chicorée anrichten, mit Eiachteln und den Kirschtomaten garniert servieren.

Lammeintopf mit Kräuterklößen

150 g   Lammschulter ohne Knochen
1/2 l   Liter Wasser
200 g   Wirsingkohl
200 g   Möhren
1   kleiner Kohlrabi
1   kleine Zwiebel
20 g   Butter
1 TL   gehackte Petersilie
1/8 l   Milch

60 g   *Vollkornmehl*
1   *Ei*
Suppengrün
einige Pfefferkörner, schwarz
etwas Salz
etwas Muskat
etwas bunter Pfeffer

Suppengrün putzen, waschen und kleinschneiden.
Fleisch waschen, Suppengrün, Fleisch, Pfefferkörner und Salz in Wasser aufkochen. Bei mittlerer Hitze etwa $1\frac{1}{2}$ Stunden kochen.
In der Zwischenzeit Wirsing, Möhren und Kohlrabis putzen, waschen und kleinschneiden. Zwiebel schälen und grob hacken.
Die Hälfte der Butter erhitzen. Zwiebeln darin anbraten. Übriges Gemüse zugeben und kurz andünsten.
Brühe durchsieben. Fleisch beiseite stellen. Gemüse mit Brühe ablöschen und etwa 15 bis 20 Minuten kochen. Dann Petersilie waschen und hacken. Übriges Fett, Milch und Salz in einem Topf aufkochen. Mehl hineinschütten und so lange rühren, bis sich der Teig als Kloß vom Topfboden löst. Topf vom Herd nehmen, das Ei unterrühren. Petersilie dazugeben. Mit Muskat würzen. Mit einem Teelöffel von der Masse Klöße abstechen und in Salzwasser etwa 10 Minuten ziehen, dann abtropfen lassen. Fleisch in mundgerechte Stücke schneiden, zum Gemüse geben und mit den Klößen servieren.

Nach dem Grundgetränk die Mund- und Zahnpflege mit anschließendem Gurgeln nicht vergessen!

12. Kurtag

Heute steht erneut eine Ganzkörperwaschung im Mittelpunkt Ihrer Morgentoilette.

Grundgetränk morgens und abends, dazu folgende Rezeptvorschläge:

Geflügelsalat mit Pilzen

100 g   *Hähnchenbrustfilet*
1/4 l   *Salzwasser*
30 g   *Sellerie*
1/8 l   *Wasser*
50 g   *Ananas*
30 g   *Champignons*
1   *Prise Meersalz*
Marinade:
1 EL   *Zitronensaft*
1/2 TL *scharfer Senf*
2 EL   *Magerjoghurt*
1   *Prise Pfeffer*
1   *Prise Meersalz*
eventuell etwas Honig

Hähnchenbrustfilet waschen und in kochendes Wasser geben. Etwa 20 Minuten garen. Erkalten lassen, die Haut entfernen und das Fleisch in Streifen schneiden. Sellerie schälen, waschen und ebenfalls 10 Minuten garen. Ananas würfeln und die Zutaten miteinander vermengen.
Für die Marinade den Zitronensaft mit Senf und Magerjoghurt verrühren, mit Salz und Pfeffer abschmecken. Marinade über den Salat geben und etwas ziehen lassen.

Hähnchenkeulen im Gemüsesud

3	Hähnchenkeulen
1 l	Gemüsebrühe
1/4 l	Weißwein
2	Nelken
6	Pimentkörner
2	Zwiebeln
2	Möhren
1	kleiner Wirsingkohl
1/2	Bund Schnittlauch
100 g	Crème fraîche
1 EL	Zitronensaft

Hähnchenkeulen enthäuten. Gemüsebrühe mit Weißwein, Nelken, Pimentkörnern, Zwiebeln, Möhren zum Kochen bringen. Keulen hineingeben, 20 Minuten kochen.
Wirsingkohl in feine Scheiben schneiden, zufügen, noch 15 Minuten kochen.
Schnittlauch in Röllchen schneiden, mit Crème fraîche und Zitronensaft vermischen und auf jede Portion 1 Eßlöffel geben.

Es ist endlich an der Zeit, wieder ein entspannendes *Vollbad* mit Apfelessig-Wasser und entsprechenden Zusätzen Ihrer Wahl zu nehmen. Wenn Sie besonders gestreßt sind, legen oder setzen Sie sich nach dem Bad bequem hin, schließen die Augen und visualisieren beruhigende Bilder. Oder Sie versuchen, fünf Minuten lang an nichts zu denken. Das mag unmöglich erscheinen. Es geht aber. Wenn Sie mit viel Übung und Ausdauer den richtigen Dreh heraushaben, wird Ihr Geist Ihre Gedanken automatisch abschalten.
Atemübungen dämpfen ebenfalls den Streß.

13. Kurtag

Der vorletzte Tag der Kur ist der *intensiven Körperpflege* vorbehalten. Wählen Sie dafür einen Zeitpunkt aus, zu dem Sie Zeit und Ruhe haben. Stellen Sie notfalls das Telefon leise.

Grundgetränk morgens und abends, dazu folgende Rezeptvorschläge:

Chinakohl mit Schinken und Krabben

200 g Chinakohl
1   Scheibe gekochten Schinken
100 g Krabben
2   kleine Zwiebeln
1/2 TL Salz
1   Prise Zucker
2 EL   Öl
1/2 EL helle Sojasoße
etwas Pfeffer

Den Chinakohl in mundgerechte Stücke schneiden. Die Zwiebel pellen und in dünne Ringe schneiden.
Den Schinken in kleine Stücke schneiden und mit den Krabben in der Sojasauce marinieren.
In einer Pfanne das Öl erhitzen, Chinakohl und Zwiebeln unter ständigem Rühren etwa 2 Minuten anbraten. Zucker und Salz darüberstreuen.
Schinken und Krabben mit der Sojasauce dazugeben und kurz erhitzen.
Mit Pfeffer abschmecken und heiß servieren.

Gemüse gebacken

100 g *Broccoliröschen*
100 g *Blumenkohlröschen*
100 g *Rosenkohl*
1 TL *Honig*
1 TL *Sojasauce*
1 TL *Essig*
1   *Prise Pfeffer, frisch gemahlen*
Für den Teig:
100 g *Vollkornmehl*
1 EL *Weißwein*
1   *Ei*
$^1/_2$ *Zitrone, unbehandelt*

Das Gemüse putzen und in Salzwasser blanchieren. gut abtropfen lassen und mit Honig, Sojasauce, Essig und Pfeffer vermischen und 12 Stunden im Kühlschrank marinieren.
Aus den übrigen Zutaten einen glatten Teig herstellen und mit Salz und Zitrone würzen. Das Gemüse durch den Backteig ziehen und schwimmend in Fett goldgelb ausbacken.

14. Kurtag

Am letzten Kurtag bestimmen Sie selber die Apfelessig-Anwendung zur Ankurbelung des Kreislaufs und des Hautstoffwechsels: Waschung, Abklatschung, Abreibung, Selbstmassage.

Grundgetränk morgens und abends, dazu folgende Rezeptvorschläge:

Puten-Reis-Salat

250 g   Reis
1   Putenkeule
2   kleine Zwiebeln
1 TL   Curry
2 EL   Weinessig
1 EL   Olivenöl
1   Gewürzgurke
1   Stengel Staudensellerie
1/2   Glas eingelegter roter Paprika
250 g   Magerjoghurt
2 EL   Sauerrahm
etwas Salz
etwas Pfeffer, frisch gemahlen

Den Reis im sprudelnden Wasser körnig kochen, auf ein Sieb geben und abtropfen lassen. Die Putenkeule häuten, Fleisch vom Knochen lösen und in Würfel schneiden. Zum Reis geben. Zwiebeln würfeln und mit Curry, Essig und Öl verrühren. Über die Reis-Geflügel-Zutaten geben und durchschwenken.
Zugedeckt 30 Minuten stehen lassen. Staudensellerie putzen, in kochendem Salzwasser kurz blanchieren und in feine Streifen schneiden. Abgekühlt zum Salat geben. Die Gewürzgurke in Streifen schneiden und ebenfalls mit dem Paprika zum Salat geben. Den Magerjoghurt mit Sauerrahm und etwas Pfeffer verrühren. Den Salat darin anmachen und abschmecken.

Führen Sie am Nachmittag eine Ganzkörpermassage mit unverdünntem Apfelessig oder mit einem Gemisch aus Distelöl und Apfelessig durch. Fangen Sie an den Extremitäten an und arbeiten Sie progressiv, von sanften Strichbewegungen bis zu härteren Massagegriffen. Bitten Sie Ihren Partner, Ihren Rücken zu massieren.

Curry-Rettich

200 g	Rettich
1	Knoblauchzehe
1	kleine Zwiebel
1	Fleischtomate
10 g	Butterschmalz
1 EL	Sojasauce
1 TL	Zitronensaft
50 g	Magerjoghurt
1 EL	Petersilie, feingehackt
1 TL	Currypulver
1/2 TL	Kreuzkümmel
1 TL	geraspelter Ingwer
1	Prise Pfeffer, frisch gemahlen
1	Prise Meersalz

Rettich putzen, waschen und schälen, in Streifen schneiden. Knoblauchzehe und Zwiebel pellen und sehr fein würfeln. Tomate überbrühen, enthäuten und in kleine Stücke schneiden. Butterschmalz in einer Kasserolle zerlassen. Curry, Kreuzkümmel und Pfeffer darin andünsten, Zwiebel, Knoblauch und Ingwer dazugeben und etwa 1/2 Minute schmoren lassen. Anschließend Rettich, Salz und Sojasauce dazugeben, in etwa 15 Minuten gardünsten. Tomatenstücke, Magerjoghurt und Zitronensaft dazugeben und noch etwa 3 Minuten ziehen lassen. Mit Petersilie garniert servieren.

Sie haben es geschafft! Der letzte Kurtag ist zu Ende, und Sie haben Ihr Abwehrsystem für die bevorstehende Winterzeit optimal gestärkt und Ihren Stoffwechsel durch eine ausgewogene, schlackenarme Ernährung in Schwung gebracht. Es steht Ihnen frei, über die Kur hinaus diese weitgehend milde, vitamin- und mineralstoffreiche Kost fortzusetzen – mit vielen neuen, auch eigenen Rezepten. Lassen Sie Ihrer

Phantasie freien Lauf! Die intensiven Wasseranwendungen und kosmetischen Maßnahmen mit Apfelessig können Sie nun bis zur nächsten Frühjahrskur stark reduzieren und sie bei bestimmten Befindlichkeitsstörungen und Erkrankungen (siehe unser Buch: Peter Grunert, *Apfelessig – Heilung aus der Natur*) wieder verstärkt einsetzen.

Das Grundgetränk sollte dagegen auch über die Kur hinaus eingenommen werden.

Die Jahreskur

Seit mehr als einem Vierteljahrhundert werden die verschiedensten Knoblauchkuren bei Blutdruckproblemen aller Art empfohlen, die sich jedoch nur wenig voneinander unterscheiden. Der Grund hierfür ist rasch erklärt: Sie basieren alle auf demselben Rezept, das 1971 von einer UNESCO-Kommission in Tibet gefunden wurde.

Bei Nachforschungen in einem großteils zerstörten alten Mönchskloster stießen die Kommissionsmitglieder auf Tontafeln, die mehr als 3000 Jahre alt waren. Nachdem man die alten Schriftzeichen übersetzt hatte, war man nicht schlecht erstaunt, eine genaue Anweisung zur Herstellung eines Knoblauchelixiers gefunden zu haben, dem gleich genaueste Anwendungsanweisungen beigegeben waren.

Da die UNESCO diese alttibetanische Kur in alle gängigen Sprachen übersetzen ließ, wurden in zahlreichen Ländern den jeweiligen Eß- und Lebensgewohnheiten angepaßte Abwandlungen dieser Kur verbreitet.

Wir haben nun eine Variante entwickelt, in der die Vorzüge der Knoblauchkur durch eine Apfelessig-Zugabe noch verstärkt werden.

Medizinische Indikation

Die Knoblauchkur wäscht Verkalkungsrückstände und unnötige Fettablagerungen aus dem menschlichen Organismus. Der Stoffwechsel wird allgemein verbessert. Die Blutgefäße bleiben elastisch, und der Verstopfung der Schlagadern wird vorgebeugt. Ebenso gilt die Kur als risikomindernd bei Angina pectoris, Sklerose und Carzinombildung. Ebenfalls soll sich die Sehkraft verbessern und das allgemeine Wohlbefinden steigern.

Hinzu kommt durch den Apfelessig noch der Effekt des »anti-aging«, also das bedingte Verlangsamen des Alterns.

Herstellung des Elixiers

3-4 große Knoblauchknollen
1/4 l Weingeist aus der Apotheke

Die Knoblauchknollen werden zuerst gut gewaschen, dann die Zehen enthäutet. Die Zehen durch eine Knoblauchpresse mit feinstem Einsatz in ein Einmachglas geben, dann das Glas mit dem Weingeist auffüllen und gut verschließen. Zwei Wochen lang bleibt das Knoblauchmus so in einem kühlen, abgedunkelten Raum stehen, dann wird es durch ein Leintuch gefiltert und anschließend fest ausgedrückt. Der Saft wird wieder in das ausgespülte Glas gegeben, das Knoblauchmus wird natürlich nicht verwendet, und bleibt weitere drei Tage so stehen. Dann kann mit der Kur begonnen werden.

Die Kur

Für die Kur benötigen Sie neben dem zubereiteten Saft noch naturreinen Apfelessig. Vor allem aus grünen, aber reifen Äpfeln hergestellter Essig eignet sich hervorragend. Nehmen Sie ein kleines Schnapsglas, geben Sie die für jeden Tag in der nachfolgenden Liste angegebenen Tropfen hinein, füllen Sie das Glas mit Apfelessig (etwa 2 Eßlöffel) und trinken Sie diese Mischung dreimal am Tag, wie nachstehend aufgelistet. Sie können auch ein normales Glas verwenden, es etwa ein Viertel füllen und dann die Tropfen hineingeben. Sie sollten aber darauf achten, Ihr Elixier nicht mit zuviel Apfelessig einzunehmen.

Sollte Ihnen das Getränk zu sauer sein, vor allem am Morgen, können sie es auch in ein größeres Glas geben und mit Wasser verdünnen.

	morgens	mittags	abends
1. Tag	1 Tropfen	2 Tropfen	3 Tropfen
2. Tag	4 Tropfen	5 Tropfen	6 Tropfen
3. Tag	7 Tropfen	8 Tropfen	9 Tropfen
4. Tag	10 Tropfen	11 Tropfen	12 Tropfen
5. Tag	13 Tropfen	14 Tropfen	15 Tropfen
6. Tag	15 Tropfen	14 Tropfen	13 Tropfen
7. Tag	12 Tropfen	11 Tropfen	10 Tropfen
8. Tag	9 Tropfen	8 Tropfen	7 Tropfen
9. Tag	6 Tropfen	5 Tropfen	4 Tropfen
10. Tag	3 Tropfen	2 Tropfen	1 Tropfen
ab 11. Tag	8 Tropfen	8 Tropfen	8 Tropfen

Die Tropfen sollen so lange mit der angegebenen Essigmenge genommen werden, bis das Elixier aufgebraucht ist.

Unterschiedliche Angaben werden über die Intervalle gemacht, in denen die Kur wiederholt werden soll.

In einigen Quellen wird davon gesprochen, die Kur alle zwei Jahre durchzuführen, in anderen Publikationen ist von Intervallen bis hin zu sechs Jahren die Rede. Mit einem gesunden Mittelmaß von drei bis vier Jahren liegen Sie mit Sicherheit nicht verkehrt, und nun viel Spaß auf Ihrem Weg zu einem neuen, gesünderen Leben.

Rezeptregister